T0234830

Best of Pflege

Mit „Best of Pflege" zeichnet Springer die besten Masterarbeiten und Dissertationen aus dem Bereich Pflege aus. Inhalte aus den etablierten Bereichen der Pflegewissenschaft, Pflegepädagogik, Pflegemanagement oder aus neuen Studienfeldern wie Health Care oder Ambient Assisted Living finden hier eine geeignete Plattform. Die mit Bestnote ausgezeichneten Arbeiten wurden durch Gutachter empfohlen und behandeln aktuelle Themen rund um den Bereich Pflege. Die Reihe wendet sich an Praktiker und Wissenschaftler gleichermaßen und soll insbesondere auch Nachwuchswissenschaftlern Orientierung geben.

Weitere Bände in der Reihe http://www.springer.com/series/13848

Andreas Küpper

Berufsverbleib von Auszubildenden in der Pflege

Der Einfluss von Moral Distress und arbeitsbezogenem Kohärenzgefühl

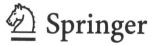

Andreas Küpper
Korb, Deutschland

ISSN 2569-8605   ISSN 2569-8621   (electronic)
Best of Pflege
ISBN 978-3-658-29164-8   ISBN 978-3-658-29165-5   (eBook)
https://doi.org/10.1007/978-3-658-29165-5

Die Deutsche Nationalbibliothek verzeichnet diese Publikation in der Deutschen National-
bibliografie; detaillierte bibliografische Daten sind im Internet über http://dnb.d-nb.de abrufbar.

Springer ist ein Imprint der eingetragenen Gesellschaft Springer Fachmedien Wiesbaden GmbH
und ist ein Teil von Springer Nature.
Die Anschrift der Gesellschaft ist: Abraham-Lincoln-Str. 46, 65189 Wiesbaden, Germany

Vorwort

Dem Kreis derer, die es verdient hätten, dass ihnen für die Entstehung der Arbeit, wie sie nun vorliegt, gedankt wird, gehören selbstverständlich die Menschen an, die meinen bisherigen Lebensweg, teilweise über viele Jahre, begleitet haben. Meine Eltern, mein Bruder, Freundinnen und Freunde, ehemalige und aktuelle Kolleg*innen oder Kommiliton*innen. Da es mir weder gelingen würde, noch eine Seite genug Raum dafür wäre, all diese Personen namentlich zu nennen, beschränkt sich der persönliche Dank auf die Menschen, die unmittelbar in die Entstehung dieser Arbeit involviert waren.

Dafür dass sie auf alle meine Fragen hilfreiche Antworten hatten und mir zugleich ein großes Maß an Freiheit und Vertrauen entgegenbrachten, gilt mein besonderer Dank Professorin Karin Reiber und Professorin Gabriele Fischer.

Allen Auszubildenden, die sich die Zeit nahmen, meinen Fragebogen auszufüllen, sowie allen Schulleitungen und Pflegepädagog*innen, die mich bei der Verbreitung der Befragung unterstützten, sei ebenfalls ganz herzlich gedankt. Ohne sie wäre diese Arbeit nicht möglich gewesen.

Für ihre Anregungen aus der Expert*innen- und Proband*innen-Perspektive und somit ihren Beitrag zur Erstellung des Fragebogens danke ich speziell allen Auszubildenden der Kurse F2018 A und B der Pflegefachschule des Klinikums Stuttgart.

Professorin Christiane Gödecke und Professor Thomas Heidenreich möchte ich für ihre hilfreichen Hinweise bei der Entwicklung meines Erhebungsinstruments sehr danken.

Herrn Dr. Michael Kleinknecht-Dolf danke ich vielmals für den stets geduldigen, freundlichen und äußerst erkenntnisreichen E-Mail-Austausch in einer sehr frühen Phase meiner Arbeit, und, wie auch Professorin Lucia Wocial, den Professoren Georg Bauer und Settimio Monteverde sowie all ihren beteiligten Kolleg*innen, für das freundliche zur Verfügung stellen der von Ihnen entwickelten oder übersetzten Messinstrumente.

Timo und Christoph gilt mein ganz herzlicher Dank für ihre gewissenhaften Korrekturen und Rückmeldungen.

Für die große Hilfe beim Adressieren und Verschicken der Anschreiben und Plakate möchte ich Magdalena Kubica sehr danken.

Meiner Tochter Lotte danke ich dafür, dass sie zu allen Tages- und vielen Nach-
stunden ein Quell der Freude ist und mich wie niemand zuvor gelehrt hat, Zeit
zu schätzen und effektiv zu nutzen.

Allergrößter Dank gilt schließlich aus einer Vielzahl von Gründen meiner Frau.
Unter anderem da ihre Unterstützung maßgeblich dazu beigetragen hat, dass
ich die notwendigen Freiräume hatte, um diese recht umfangreiche Masterarbeit
zu erstellen.

Andreas Küpper

Korb, den 07. Dezember 2019

Inhaltsverzeichnis

Abkürzungsverzeichnis

APrOGeKrPflHi... *Verordnung des Sozialministeriums über die Ausbildung und Prüfungan an staatlich anerkannten Schulen für Gesundheits- und Krankenpflegehilfe*

AV...*Abhängige Variable*

COPSOQ...*Copenhagen Psychosocial Questionnaire*

DBfK...*Deutscher Berufsverband für Pflegeberufe*

DFG..*Deutsche Forschungsgemeinschaft*

DGP..............................*Deutsche Gesellschaft für Pflegewissenschaft e.V.*

DSGVO..*Datenschutz-Grundverordnung*

ICN...*International Council of Nurses*

KMO-Test...*Kaiser-Meyer-Olkin-Test*

KrPflG.......................................*Gesetz über die Berufe in der Krankenpflege*

MD.................................*Moral DIstress / Moralischer (Dis-)Stress*

MDPS.................................*Moralischer-Disstress-Pflegeausbildung-Skala*

MDS...*Moral Distress Scale*

MDS-R...*Moral Distress Scale-Revised*

MDT...*Moral Distress Thermometer*

NEXT...*nurses' early exit*

PABiS...*Pflegeausbildungsstudie Deutschland*

PflBRefG...*Gesetz zur Reform der Pflegeberufe*

RN4CAST...*Registered nurse forecasting in Europe*

SOC...*Sense of Coherence / Kohärenzgefühl*

UV...*Unabhängige Variable*

Work-SOC...*arbeitsbezogenes Kohärenzgefühl*

ZAFH.................................*Zentrum für angewandte Forschung an Hochschulen für angewandte Wissenschaften*

Abbildungsverzeichnis

Tabellenverzeichnis

1. Grundlegung

1.1. Berufsausstieg als Herausforderung der deutschen Pflegebildung

Der Mangel an Fachkräften in den Pflegeberufen Deutschlands wird, nach einer Phase der empfundenen medialen Omnipräsenz, längst über Fachkreise hinaus diskutiert und kann insofern als facettenreich bezeichnet werden, als dass er alle Pflegesektoren betrifft und sich sowohl quantitativ als auch qualitativ äußert (Mohr et al. 2018, 305). Die Folgen der, keineswegs gänzlich neuen (Isfort et al. 2018, 32), Herausforderung Fachkräftemangel im Pflegesektor, zeigen sich beispielsweise in langen Vakanzzeiten offener Stellen (Bundesagentur für Arbeit 2018, 12) und einer folglich zunehmenden Arbeitsverdichtung (Isfort et al. 2018, 32, 46). In letzter Konsequenz, das verdeutlicht unter anderem die umfangreiche RN4CAST-Studie, wirken sich die vorgenannten Probleme, auch in Form erhöhter Mortalität, auf die Pflegeempfangenden aus[1] (Griffiths et al. 2018, 5; Aiken et al. 2014, 1827-1828). Bereits aktuell ist, mit ca. 25.000 offener Fachkraft-Stellen in der deutschen Pflege, eine erhebliche Lücke zu schließen (Deutscher Bundestag 2018, 7, 9). Modellrechnungen, die, je nach Berechnungsgrundlage, im ‚Worst Case' bis zu 214.000[2] (Afentakis und Maier 2010, 998) bzw. 492.000[3] (Rothgang, Müller, und Unger 2012, 54) fehlende, ausgebildete Pflegekräfte prognostizieren, überraschen, angesichts der zu erwartenden demografischen Veränderungen (Statistisches Bundesamt 2015, 18-19), also wenig. Rückbesinnend auf die ausgeführten Konsequenzen eines Mangels an Pflegefachkräften, signalisiert das Ausmaß des aktuellen und insbesondere künftigen Bedarfs folglich großen Handlungsdruck[4].

---

[1] Die Datenlage ist nicht für alle pflegerischen Settings von gleicher Eindeutigkeit. So konnten bspw. in einem aktuellen Review zur Personalbesetzung und deren Folgen in der Psychiatrie keine eindeutigen Zusammenhänge dargestellt werden (Blume, Snellgrove, und Steinert 2019, 42-43).
[2] sektorenübergreifend im Jahr 2025
[3] ambulante und stationäre Pflege, ohne klinische Pflege, im Jahr 2030
[4] Dieser Herausforderung widmet sich das Zentrum für angewandte Forschung an Hochschulen für angewandte Wissenschaften (ZAFH) care4care (Mohr et al. 2018, 305), in dessen Kontext die vorliegende Arbeit entsteht.

© Der/die Herausgeber bzw. der/die Autor(en), exklusiv lizenziert durch Springer Fachmedien Wiesbaden GmbH, ein Teil von Springer Nature 2020
A. Küpper, *Berufsverbleib von Auszubildenden in der Pflege*, Best of Pflege, https://doi.org/10.1007/978-3-658-29165-5_1

Eine der Ursachen des hohen Bedarfs an Fachkräften ist der vorzeitige Ausstieg ausgebildeter Pflegekräfte aus dem Beruf. Wenngleich der Berufsausstieg als Faktor des Fachkräftemangels schon länger im Fokus der Aufmerksamkeit steht (bspw. Gertz 1981), variieren die Ansichten zum tatsächlichem Ausmaß und mehrere Publikationen konnten einen eher langen Berufsverbleib für Krankenpflegekräfte feststellen (Born 2001, 112-113; Braun und Müller 2005, 139; Behrens, Horbach, und Müller 2009, 5-6). Die Wahrnehmung und Interpretation des Phänomens bleibt widersprüchlich (bspw. Rammler und Spier 2017 vs. Kraus et al. 2013). Valide, vorbehaltlos konsentierbare Ergebnisse sind aufgrund methodischer Herausforderungen schwierig zu generieren (Braun und Müller 2005, 137). Ein Blick auf die zugrunde gelegten Quellen macht darüber hinaus deutlich, dass das Gros der Veröffentlichungen zum Thema in Deutschland nicht als aktuell bezeichnet werden kann.

Unabhängig genauer Zahlen, ist es logisch, dass eine Verringerung des vorzeitigen Berufsausstiegs eine, wie auch immer ausgeprägte, Verbesserung des Fachkräftemangels nach sich zieht. Dieser Logik folgend scheint es notwendig, sich der Frage nach dem ‚Warum' und somit den Determinanten des Berufsausstiegs zu widmen.

Mit der nurses' early exit study (NEXT-Studie) liegen hierzu Ergebnisse eines umfangreichen, multinationalen Forschungsprojekts vor (Hasselhorn und Müller 2005, 9). Weiterhin kann auf zusammenfassende Erkenntnisse eines, internationale Publikationen integrierenden, Reviews zurückgegriffen werden (Flinkman, Leino-Kilpi, und Salanterä 2010). Als von hervorgehobenem Interesse für die pflegerische Berufsbildung müssen Einflussfaktoren des Berufsverbleibs gesehen werden, die bereits während der Ausbildung künftiger Pflegekräfte beeinflussbar sind. Im Lichte des, mit insgesamt 27 % bedeutenden, Anteils von ‚Arbeitsbelastung' und ‚Gesundheit' an den Gründen für einen vorzeitigen Berufsausstieg Pflegender (Borchart et al. 2011) ist es naheliegend, Faktoren zu betrachten, die jene Konstrukte adressieren. So verweist Buchegger-Traxler in ihrer, die Idee zur vorliegenden Masterarbeit maßgeblich beeinflussenden, Forschungsnotiz auf die Bedeutung eines positiven Kohärenzgefühls während der Pflegeausbildung für den Berufsverbleib (Buchegger-Traxler 2014, 333). Das Kohärenzgefühl, jene innere Überzeugung der Sinnhaftigkeit, Versteh- und Handhabbarkeit sich bietender (arbeitsspezifischer) Herausforderungen (Bauer

et al. 2015, 23; Antonovsky 1997, 36), führt zu einem geringeren Belastungs-
empfinden (Buchegger-Traxler 2014, 334) und unterstützt das Gesundsein
(Franke 2018, 879; Schäfer et al. 2018, 1; Walter, Abel, und Niemann 2010,
105). Diametral gegensätzlich hierzu verhält sich Moralischer Stress, welcher,
häufig als Moral Distress, in der nationalen wie internationalen Pflegeforschung
der vergangenen Jahre große Zuwendung erfährt (siehe *Abschnitt 2.3.1.*). Der
Philosoph und gedankliche Vater des Konstrukts Moral Distress, Andrew Jameton, beschreibt Moralischen Stress als Problem, das auftritt, wenn eine Pflegekraft um das moralisch gute Tun in einer bestimmten Situation weiß, dieses jedoch aufgrund institutioneller Einflüsse nicht in Handlung umsetzen kann
(Jameton, 1984, 6). Da die berufliche Handlungsautonomie Auszubildender
noch geringer ist als die examinierter Pflegekräfte, könnte es für Schülerinnen
und Schüler besonders häufig zu moralischen Stresssituationen im Sinne Jametons kommen. Obgleich das Konstrukt, wie in *Unterkapitel 2.3.* zu lesen sein
wird, im Laufe der Jahre ausdifferenziert wurde (Wöhlke 2018 42-43), ist evi-
dent, dass Moralischer Stress belastend wirkt, der Gesundheit eher abträglich
ist und ein negativer Einfluss auf den Berufsverbleib erwartet werden kann
(Lamiani et al. 2017, 61; McCarthy und Gastmans 2015, 149). Es gibt also gute
Gründe anzunehmen, dass sowohl Kohärenzgefühl als auch Moralischer Stress
zu den Berufsverbleib beeinflussenden Faktoren gehören, die bereits während
der pflegerischen Grundausbildung von besonderer Bedeutung sind.
Schließlich müssen die Zusammenhänge beider Phänomene und die Stärke ihres Einflusses auf den Berufsverbleib, so er denn vorhanden ist, untersucht werden. Insbesondere für Interventionen, welche eine Stärkung des Kohärenzgefühls (Sense of Coherence - SOC) und/oder die Reduktion der Belastung durch
Moralischen Stress (Moral Distress - MD) in der Ausbildung zum Ziel haben, ist
es sinnvoll, zuvor deren Zusammenspiel zu erforschen, um mögliche Synergie-
effekte nutzbar zu machen.

1.2. Rahmung dieser Arbeit

Der Schaffung eines Zugangs zur Thematik folgt nun die Darlegung wesentlicher Grundlagen dieser Arbeit. Neben dem strukturellen Aufbau beinhaltet

diese die Offenlegung der hier verfolgten Forschungsziele und Erkenntnisinteressen sowie die Darstellung des Zugangs zu bereits vorhandenem wissenschaftlichem Wissen.

1.2.1. Begründete Darlegung des Aufbaus

Die vorliegende Arbeit ist als Konsequenz der im nächsten Abschnitt dargestellten Ziele als quantitative Forschung konzipiert, dies wird in *Unterkapitel 2.5.* begründet und beeinflusst ihren Aufbau maßgeblich.

Das einführende *Kapitel 1 Grundlegung* ist als zum Thema hinführende, die Arbeit konturierende und ethisch legitimierende Fundamentlegung konzipiert.

Der Hauptteil ist in zwei große Bereiche unterteilt: Den der theoretischen Annährung an die untersuchten Phänomene[5] und methodischen Grundlagen, welcher in *Kapitel 2* als *Konkretisierung* zu finden ist und den empirischen Part, welchen *Kapitel 3 Datenerhebung* und *Kapitel 4 Datenauswertung* bilden. Im empirischen Teil werden sowohl die getroffenen methodischen Entscheidungen begründet als auch der tatsächliche Verlauf der Feldphase transparent gemacht und reflektiert.

Vor einem abschließenden Resümee und Ausblick in die mögliche Zukunft des Themenbereichs (*Kapitel 6 Perspektiven*), erfolgt in *Kapitel 5 Erkenntnisse* eine ausführliche Auseinandersetzung mit dem, durch Synthese des vorhandenen und neu hinzugewonnenen Wissens, entstandenen Erkenntnisgewinn und seinen Grenzen.

Der obligatorischen Listung der verwendeten Quellen in *7. Literatur* schließt sich ein umfangreicher Anhang an, in welchem, neben dem verwendeten Fragebogen, insbesondere die vollständigen SPSS®-Auswertungstabellen einsehbar sind.

1.2.2. Zieldimensionen und Erkenntnisinteressen

Da Thema und Aufbau der vorliegenden Arbeit vorgestellt sind, gilt es, sich ihren Absichten zu widmen und diese in Form von Zielen und Forschungsfragen zu

---

[5]Phänomen meint hier, recht allgemein, einen „sich der Erkenntnis darbietende[n] Bewusstseinsinhalt" (Dudenredaktion o.J.) und kann somit alle interessierenden Forschungsgegenstände bezeichnen. Der Begriff wird gewählt, um Berufsverbleib, Kohärenzgefühl und Moralischen Stress gemeinsam benennen zu können, obwohl es sich um ganz unterschiedliche Sachverhalte handelt (sinnlich Wahrnehmbares vs. Konstrukte (Weischer 2015, 226)).

explizieren. Wenngleich Forschungshypothesen, wie sie im weiteren Verlauf der Arbeit Anwendung finden und in *Abschnitt 2.4.2.* einzusehen sind, eine Alternative zu Forschungsfragen sein können (Döring und Bortz 2016, 145-146), soll an dieser Stelle bereits das zugrundeliegende Erkenntnisinteresse in Form von Fragestellungen dargelegt werden. Die Aufstellung der Hypothesen erfolgt dann in Zusammenspiel mit den in *Kapitel 2* stattfindenden inhaltlichen *Konkretisierungen*. Zunächst werden jedoch die Ziele dieser Arbeit ausgeführt und verschiedenen Zieldimensionen zugeordnet.

Übergeordnetes Ziel ist es, dies legt der Anschluss an das Forschungsprojekt ZAFH care4care bereits nahe, einen Beitrag zur Deckung des in Deutschland vorherrschenden Fachkräftebedarfs in den Pflegeberufen (Bundesagentur für Arbeit 2018, 13; Deutscher Bundestag 2018) zu leisten. Da die vorliegende Masterthesis sich als Grundlagenforschung versteht, ist dies nur mittelbar, durch die Schaffung von Wissengrundlagen für die Entwicklung entsprechender Maßnahmen oder Durchführung aufbauender Forschung, möglich. Entsprechend beziehen sich die unmittelbaren Ziele des Forschungsvorhabens auf die Generierung dieser Erkenntnisse und lassen sich zwei verschiedenen Dimensionen zuordnen, der deskriptiven und der analytischen.

Deskriptive Zieldimension

Die hier geplante Erhebung will Einblick in bestimmte Eigenschaften der Auszubildenden der Gesundheits- und (Kinder-) Krankenpflege (-hilfe) in Baden-Württemberg ermöglichen. Da der entstehende Datensatz nicht nur dem Erreichen der analytischen Ziele dieser Arbeit dient, sondern zugleich Grundlage für weitere (Pflege-) Forschung sein soll, ist die Beschreibung des themenspezifischen Istzustandes eine der beiden Zieldimensionen. Hierin begründet sich auch der Umstand, dass einzelne Daten abgefragt werden, so beispielsweise soziodemografische, die nicht Teil der in *Abschnitt 2.4.1.* dargestellten Forschungshypothesen sein müssen. Hauptziel und Feinziele der deskriptiven Dimension lauten wie folgt:

Z A) Hauptziel der deskriptiven Zieldimension dieser Arbeit ist die Darstellung, auf Grundlage der vorangehenden Erhebung, relevanter[6], möglichst repräsentativer Daten über Auszubildende der Gesundheits- und Kinderkrankenpflege, Gesundheits- und Krankenpflege sowie Gesundheits- und Krankenpflegehilfe in Baden-Württemberg (im Folgenden ‚die Auszubildenden' genannt).

Hierzu werden folgende Feinziele formuliert:

Z A.a) Die Erhebung und Darstellung ausbildungsbezogener und soziodemografischer Daten der Auszubildenden, wie Art der Ausbildung, Ausbildungsstand, Alter, Geschlecht, formale Bildung etc.

Z A.b) Die Erhebung und Darstellung des beabsichtigten Berufsverbleibs der Auszubildenden

Z A.c) Die Erhebung und Darstellung der Ausprägung des Kohärenzgefühls der Auszubildenden

Z A.d) Die Erhebung und Darstellung des empfundenen Moralischen Stresses der Auszubildenden

Analytische Zieldimension

In Ergänzung zur reinen Darstellung des Istzustandes verschreibt sich die vorliegende Forschung der Untersuchung von Zusammenhängen zwischen den oben genannten Phänomenen. Ziele dieser Art werden der analytischen Zieldimension zugerechnet.

Z B) Hauptziel der analytischen Zieldimension ist die Klärung von Zusammenhängen zwischen verschiedenen Merkmalen der Auszubildenden, insbesondere Kohärenzgefühl, empfundenem Moralischen Stress, und deren voraussichtlichen Berufsverbleib. Um dies zu ermöglichen, werden folgende Feinziele angestrebt:

Z B.a) Die Klärung von Vorhandensein und gegebenenfalls Stärke eines Zusammenhangs zwischen der Ausprägung des Kohärenzgefühls und dem erwarteten Berufsverbleib der Auszubildenden

---

[6] Als relevant werden all jene Daten gesehen, die einen plausiblen thematischen Bezug zu Berufsverbleib/-ausstieg, Kohärenzgefühl und/oder Moralischem Stress haben.

*Z B.b)*Die Klärung von Vorhandensein und gegebenenfalls Stärke eines Zusammenhangs zwischen der Belastung durch Moralischen Stress und dem erwarteten Berufsverbleib der Auszubildenden

*Z B.c)*Die Klärung von Vorhandensein und gegebenenfalls Stärke eines Zusammenhangs zwischen Kohärenzgefühl und Belastung durch Moralischen Stress der Auszubildenden

*Z B.d)*Die Entdeckung weiterer, beispielsweise soziodemografischer, Einflüsse auf Berufsverbleib, Kohärenzgefühl und/oder Moral Distress und Klärung deren Stärke.

Nachdem die Ziele dieser Arbeit als spezifische Kenntnisinteressen charakterisiert und aufgezeigt wurden, sollen die angestrebten Wissensgewinne als Forschungsfragen verdeutlicht werden. Auch diese können einer der beiden Zieldimensionen zugeordnet werden.

Fragestellungen der deskriptiven Zieldimension

Die Fragestellungen unterteilen eine Hauptfrage in feingliedrigere Unterfragen.

F A) Wie stellen sich die relevanten Merkmale der Auszubildenden dar?

*F A.a)*Welche soziodemografischen Merkmale weisen die Auszubildenden auf?

*F A.b)*Welche ausbildungsbezogenen Merkmale weisen die Auszubildenden auf?

*F A.c)*Wie stellt sich der erwartete Berufsverbleib der Auszubildenden dar?

*F A.d)*Wie ist das Kohärenzgefühl der Auszubildenden ausgeprägt?

*F A.e)*Wie häufig und belastend wird Moralischer Stress von Auszubildenden in der praktischen Ausbildung wahrgenommen?

Fragestellungen der analytischen Zieldimension

F B) Wie stellen sich mögliche Zusammenhänge zwischen den relevanten Merkmalen der Auszubildenden dar?

*F B.a)*Wie beeinflussen Kohärenzgefühl und Moralischer Stress den erwarteten Berufsverbleib?

*F B.b)*Wie stellt sich der Zusammenhang zwischen Kohärenzgefühl und der Belastung durch Moralischen Stress dar?

*F B.c)*Wie verhalten sich erwarteter Berufsverbleib, Kohärenzgefühl und Moralischer Stress in Abhängigkeit soziodemografischer Merkmale?

*F B.d)*Wie verhalten sich erwarteter Berufsverbleib, Kohärenzgefühl und Moralischer Stress in Abhängigkeit ausbildungsbezogener Merkmale?

Zielsetzungen und Fragestellungen legen bereits ein quantitatives Studiendesign nahe, was in *Unterkapitel 2.5.* ausführlicher begründet wird. Daher ist die Bildung einer möglichst starken theoretischen Grundlage von besonderer Bedeutung (Döring und Bortz 2016, 163; Mayer 2015, 293). Der nächste Abschnitt beschreibt, wie hierzu methodisch vorgegangen wurde und wie es um die themenspezifischen Wissensbestände bestellt ist.

1.2.3. Methodik und Ergebnisse der Literaturrecherche

Die theoretische Fundierung des Forschungsvorhabens findet literaturbasiert statt. Ausgangspunkt des Zugangs zum vorhandenen wissenschaftlichen Wissen ist eine strukturierte Literaturrecherche in Fachdatenbanken, angelehnt an die Empfehlungen von Nordhausen und Hirt (2019), welche durch im Schneeballsystem identifizierte Publikationen (Döring und Bortz 2016, 160) und vorbekannte Grundlagenwerke ergänzt wird. Da Kern dieser Arbeit die Klärung der Zusammenhänge verschiedener interessierender Phänomene ist, sind entsprechend mehrere Recherchevorgänge mit unterschiedlichen Suchstrings indiziert. Die Recherchen der zentralen Phänomene Berufsverbleib/-ausstieg in der Pflege, Kohärenzgefühl und Moralischer Stress werden dem sensitiven Prinzip folgend durchgeführt, um mit möglichst hoher Wahrscheinlichkeit alle relevanten Publikationen zu identifizieren (in Anlehnung an Nordhausen und Hirt 2019, 11-15). Hierzu werden die Datenbanken Carelit als Datenbank für deutsche Pflegeliteratur, CINAHL als ebensolche für internationale Publikationen und MEDLINE via Pubmed als umfangreiche internationale Datenbank für gesundheitsbezogene Themen genutzt. Ergänzend finden Suchen über die Metasuchmaschinen Epistemonikos für Übersichtsarbeiten und LIVIVO für Zugriff auf Datenbanken weiterer Lebenswissenschaften statt. In *Anhang A1* sind die verwendeten Suchstrings und entsprechenden Rechercheergebnisse der Hauptphänomene tabellarisch dargestellt. Zur Recherche von Neben- oder Teilaspekten sowie methodischen Fragen wird eine spezifische Vorgehensweise gewählt, um möglichst rasch relevante Treffer zu finden (in Anlehnung an Nordhausen und Hirt 2019, 11-15). Für jeden Suchbegriff/-string findet zusätzlich die Recherche von Büchern über die Bestandskataloge der Bibliothek der Hochschule Esslingen und der Württembergischen Landesbibliothek statt.

Während die exakten Trefferzahlen *Anhang A1* zu entnehmen sind, soll an dieser Stelle resümierend festgehalten werden, dass zu jedem der Hauptphänomene erhebliche Anzahlen von Publikationen zu finden sind. Nur eine von diesen untersucht jedoch die Zusammenhänge zwischen allen drei Komponenten. Obzwar aktuell, liefert dieser Fachartikel nur sehr begrenzt übertragbare Ergebnisse, da die Untersuchung in Japan stattfand (Ando und Kawano 2018). Hier offenbart sich eine der wesentlichen Herausforderungen bei der theoretischen Fundierung, welche während der Recherche deutlich wurde: Die meisten der Publikationen beziehen sich auf Pflegesysteme anderer Nationen, die häufig nur schwerlich mit dem deutschen zu vergleichen sind. Trotz alledem ist die Gesamtfülle der Treffer, insbesondere in pflegespezifischen Datenbanken, äußerst umfangreich, was neben der wissenschaftlichen Relevanz der Thematik auch deren Bedeutung für Pflegeberufe unterstreicht.

1.3. Ethische Reflexion des Forschungsvorhabens

Aus gewichtigen Gründen ist die Klärung der ethischen Unbedenklichkeit eines Forschungsvorhabens in der deutschen Pflegewissenschaft notwendig und inzwischen etabliert (Bartholomeyczik und Dunger 2017, 367). Die Ethikkommission der Deutschen Gesellschaft für Pflegewissenschaft e.V. (DGP) verweist darauf, dass für Qualifizierungsarbeiten bis zum Master-Niveau kein ethisches Clearing durchgeführt werden muss und die ethische Erstbeurteilung des Forschungsvorhabens somit in der Verantwortung der Betreuerin oder des Betreuers der Arbeit liegt (Bartholomeyczik und Dunger 2017, 370). Zwar liegt für das Gesamtprojekt ZAFH care4care ein ethisches Clearing der DGP vor, dieses kann jedoch für die vorliegende Arbeit nicht gelten, da sie eine andere Forschungsperspektive einnimmt und zum Zeitpunkt des Clearings noch nicht absehbar war. Um der Bedeutsamkeit der ethischen Dimension von Pflegewissenschaft trotzdem angemessen Rechnung zu tragen, wird das im Rahmen dieser Masterarbeit durchzuführende Forschungsvorhaben unter ethischen Aspekten prospektiv reflektiert. Durch die, somit der empirischen Forschungsphase vorangestellte, Reflexion soll bereits die Festlegung des Studiendesigns auf einem ethisch unbedenklichen Fundament ermöglicht werden. Dies dient nicht nur dem Schutz der Proband*innen (Stemmer und Bartholomeyczik 2016, 1), sondern auch dem Kerngeschäft der Wissenschaft, der Suche nach Erkenntnis und ‚Wahrheit' (DFG 2013, 40), da diese in der Forschung mit Menschen nie unabhängig ihrer ethischen Aspekte sein können (Schnell und Dunger 2017, 299). Strukturgebend wird hierbei der Ethikkodex Pflegeforschung der DGP fungieren (Stemmer und Bartholomeyczik 2016).

Mit der Hinführung in *Abschnitt 1.1.* wurde einer der Voraussetzungen ethisch guter Pflegeforschung Rechnung getragen, die sich „(…) mit für die Pflegewissenschaft und Pflege relevanten Themen [befassen]" (Stemmer und Bartholomeyczik 2016, 1) und deren Bedeutung begründen muss. Die Relevanz des Forschungsthemas wurde zudem von anderen Autor*innen betont (bspw. Doppelfeld 2017, 94; Schrems 2017, 24). Gemäß des zweiten Punktes der Voraussetzungen versichert der Autor dieser Arbeit, nach bestem Wissen und Gewissen angemessene Forschungsmethoden zu wählen (Stemmer und Bartholomeyczik 2016, 1), und verpflichtet sich, „lege artis zu arbeiten" (DFG 2013, 15). Darüber hinaus soll der Aufbau dieser Arbeit dazu beitragen, den Forschungsprozess gut durchschaubar darzustellen. Da die Auseinandersetzung mit forschungsethischen Prämissen im vorliegenden Abschnitt geschieht und Einfluss auf das Studiendesign hat, kann auch diese Voraussetzung als berücksichtigt angesehen werden (in Anlehnung an Stemmer und Bartholomeyczik 2016, 1). „Datenvermeidung und Datensparsamkeit" (Stemmer und Bartholomeyczik 2016, 1), unter dem Begriff ‚Datenminimierung' in der aktuellen Datenschutz-Grundverordnung von 2018 (Art. 5 Satz c) DSGVO), werden berücksichtigt, indem bei der Datenerhebung darauf geachtet wird, keine Informationen abzufragen, die für das Forschungsvorhaben irrelevant sind. In *Abschnitt 1.2.2.* wird anhand der deskriptiven Zieldimension begründet, warum auch soziodemografische Daten erhoben werden, die unter Umständen kein Teil der späteren Datenanalyse sind. Insgesamt wird die Datenerhebung so realisiert, dass keinerlei personenbezogene Daten wie E-Mail- oder IP-Adressen der teilnehmenden Auszubildenden erhoben werden.

Der zweite Abschnitt des DGP Ethikkodex widmet sich den Teilnehmenden und formuliert den Schutz zentraler Werte, allen voran der Würde, als wesentlichsten Endpunkt unbedenklicher Pflegeforschungsethik (Stemmer und Bartholomeyczik 2016, 1). Es entspricht dem persönlichen wie auch professionellen

Werteverständnis des Verfassers, die Forschungsziele nicht über vorgenannte Werte der Proband*innen zu stellen. Dementsprechend wird ein Untersuchungsdesign gewählt, das dem Wohlergehen der Teilnehmenden keinesfalls abträglich ist. Ein wesentlicher Faktor, um dies zu gewährleisten, und zugleich der nächste Aspekt des Ethikkodex, ist die informierte Freiwilligkeit der Teilnahme (Stemmer und Bartholomeyczik 2016, 1-2). Hierin liegt eines der zwei zentralen Argumente für die forschungsethische Unbedenklichkeit dieser Arbeit: Durch die Auswahl einer quantitativen Methodik und Nutzung bestimmter Methoden (bspw. Fragebogenbefragung ohne persönliche Anwesenheit des Forschers) kann ein hohes Maß an formaler Freiwilligkeit gewährleistet werden. Um von einer wirklich freiwilligen Zustimmung zur Teilnahme zu sprechen, müssen den Proband*innen ausreichend Informationen über das Forschungsvorhaben und die für Sie erwachsenden Konsequenzen vorliegen (Schnell und Dunger 2018, 31). Dies soll, in knappem Umfang und angemessenem Sprachniveau, schriftlich, als integraler Teil des Erhebungsinstruments erfolgen und damit dem Ethikkodex Pflegeforschung der DGP entsprechen (Stemmer und Bartholomeyczik 2016, 2). Da die Zielgruppe der Forschung Auszubildende sind, muss darauf geachtet werden, dass ihnen aus einer Nichtteilnahme keine negativen Konsequenzen erwachsen. Das zweite Kernargument für die Unbedenklichkeit dieser Forschung aus ethischer Perspektive ist das Ausmaß der Vulnerabilität der untersuchten Population. Verletzlichkeit ist in gewissem Maße „Grundkonstante des menschlichen Seins" (Lehmeyer 2018, 76), doch kann es als Konsens gesehen werden, dass ein jeder Mensch, abhängig von Kontextfaktoren, individuell und zu verschiedenen Zeiten unterschiedlich vulnerabel ist (Lehmeyer 2018, 79-80; Schnell und Dunger 2018, 41; Schrems 2017a, 308; Sellman 2017, 57; Birnbacher 2012, 561). Diesen Ausführungen folgend mag es zunächst widersprüchlich wirken, von gruppenspezifischer Vulnerabilität auszugehen. Da es aber spezifische, die Vulnerabilität beeinflussende, Eigenschaften gibt, die für bestimmte Personenkreise charakteristisch sind, kann ungeachtet dessen von gruppenbezogener Vulnerabilität gesprochen werden (Schrems 2017a, 309-310; Birnbacher 2012, 561). Die DGP geht von besonderer Vulnerabilität bei Menschen aus, deren Selbstbestimmtheit beeinträchtig ist, und nennt „besondere Lebensumstände", „gesundheitliche Situation", „Alter" und „kognitive Möglichkeiten" (Stemmer und Bartholomeyczik 2016, 2) als mögliche

Ursachen hierfür. Zwar befinden sich Menschen während ihrer Ausbildungszeit gewissermaßen in besonderen Lebensumständen, es gilt sich jedoch zu fragen, was demgegenüber ‚normale' Lebensumstände wären. Eine ausgeprägte Einschränkung der Selbstbestimmtheit zumindest scheint aus den allgemeinen Lebensumständen von Auszubildenden in Gesundheits- und (Kinder-) Krankenpflege (hilfs-) berufen nicht begründbar. Da die Aufnahme der Pflegeausbildung die gesundheitliche Eignung (§ 5 Nr. 1 KrPflG bzw. § 7 Abs. 1 Nr. 2 APrOGeKrPflHi) und, je nach Art der Ausbildung, eine bestimmte Bildungshistorie (§ 5 Nr. 2,2a,3 KrPflG bzw. § 7 Abs. 1 Nr. 1 APrOGeKrPflHi) voraussetzt, ist auch aufgrund von Gesundheit, Alter und kognitiven Möglichkeiten keine gruppenspezifisch erhöhte Vulnerabilität zu erwarten.

Im letzten Abschnitt des Ethikkodex sind die Pflichten der Forschenden formuliert (Stemmer und Bartholomeyczik 2016, 2). Die Vermeidung negativer Auswirkungen auf die Teilnehmenden wurde bereits thematisiert, eine Nutzenmaximierung soll durch Bereitstellung von Datensatz und Ergebnissen für aufbauende Forschung erreicht werden. Die Vulnerabilität der Proband*innen wurde ausführlich reflektiert. Um das ohnehin gering erscheinende Risiko von ‚Krisen' zu vermeiden, werden Ergebnisse von Skalen (bspw. bei Erhebung des Kohärenzgefühls) den Teilnehmenden nicht direkt wiedergegeben. Da es sich nicht um klinische Pflegeforschung handelt, sind Konflikte zwischen der Forscher- und Pflegekraft-Rolle auszuschließen. Der wissenschaftliche Intrarollenkonflikt als Autor dieser Qualifizierungsarbeit, der sich zwischen dem Streben nach Objektivität und dem Wunsch der Ermöglichung des in *1.2.2.* genannten übergeordneten Ziels manifestiert, soll im Sinne Poppers durch die Intersubjektivität der verwendeten Methoden beigelegt werden (Meidl 2009, 120). Auf die Sicherstellung datenschutzrechtlicher wie auch weiterer rechtlicher Vorgaben wird im Rahmen dieser Thesis gewissenhaft geachtet. Die Auswahl der verwendeten Methoden orientiert sich auch an rechtlichen Aspekten und Fragen der Sicherstellung der Anonymität aller Teilnehmer*innen. Zuwendungen, weitere Forschungsaufträge oder dergleichen sind im Rahmen dieser Arbeit nicht zu erwarten. Die letzte Forderung des Ethikkodex der DGP, die prospektive Prüfung des Forschungsvorhabens durch die Ethikkommission (Stemmer und Bartholomeyczik 2016, 2), wird aus den bereits genannten Gründen nicht erfüllt (Bartholomeyczik und Dunger 2017, 370).

Auf Grundlage vorangegangener Ausführungen, wird davon ausgegangen, dass das hier ethisch reflektierte Forschungsvorhaben, bei Beachtung der zuvor dargestellten Aspekte, ethisch angemessen realisiert werden kann. Dies ist insbesondere der vergleichsweise geringen Vulnerabilität der Untersuchungspopulation sowie dem hohen Maß an Freiwilligkeit und Anonymität, welches durch die Nutzung entsprechender Forschungsmethoden gewährleistet wird, geschuldet.

2. Konkretisierung

2.1. Berufsausstieg und -verbleib in der deutschen Pflege-landschaft

Bereits in der Grundlegung im ersten Kapitel wurde der Mangel von Pflegefach-kräften in Deutschland umrissen. Dieses Unterkapitel stellt den Istzustand noch-mals ausführlicher dar und betrachtet seine Kontextfaktoren auch im Lichte in-ternationaler Publikationen.

2.1.1. Pflegefachkräfte in Deutschland - Bedarf und Berufsverbleib

Das Ausmaß des aktuellen und projizierten deutschlandweiten Mangels an Pfle-gefachkräften wurde in *Unterkapitel 1.1.* bereits ausgeführt. Für Krankenpflege-berufe, welche im Zentrum dieser Arbeit stehen, wurden von der Bundesregie-rung, im Rahmen einer kleinen Anfrage, 11000 offene Fachkraftstellen und 1400 unbesetzte Stellen für Krankenpflegehilfskräfte genannt (Deutscher Bundestag 2018, 4). Welchen ursächlichen Anteil die Verweildauer im Pflegeberuf an die-sem Mangel hat, kann nicht mit Gewissheit gesagt werden. Tatsächlich schei-nen auch keine aktuellen, belastbaren Zahlen zum Berufsverbleib von Gesund-heits- und (Kinder-) Krankenpflegekräften oder Gesundheits- und Krankenpfle-gehilfskräften vorzuliegen. In der öffentlichen wie auch fachspezifischen De-batte um den Berufsverbleib von Krankenpflegekräften scheint die Tendenz zu dominieren, sehr niedrige Zahlen zu anzuführen. Solche finden sich beispiels-weise in der Arbeit von Flieder, die von drei bis fünf Jahren spricht (2002, 23), oder im Manifest der Pflegberufe von 2015, welches von siebeneinhalb Jahren ausgeht (DBfK o.J.). Dementgegen zeigen mehrere Untersuchungen auf, dass Krankenpflegekräfte, insbesondere im Vergleich mit anderen klassischen Frau-enberufen, eher lange im Beruf verbleiben (Hall 2012, 17; Behrens, Horbach, und Müller 2009, 5-6; Braun und Müller 2005, 139; Born 2001, 112-113). Unab-hängig dieser Ambivalenz der Befunde erfuhr die Verweildauer im Pflegeberuf mit der internationalen NEXT-Studie breite wissenschaftliche Aufmerksamkeit (ohne Autor 2005, 5). Gedanken an den Berufsausstieg beschäftigen, den Er-gebnissen der NEXT-Studie zufolge, 18,5 % der untersuchten Pflegekräfte in Deutschland mindestens mehrmals im Monat. Knapp die Hälfte der Befragten denkt zumindest mehrmals im Jahr über einen Ausstieg aus dem Pflegeberuf nach. (Hasselhorn et al. 2005a, 138) Auffällig ist hierbei, dass die Häufigkeit des Nachdenkens über einen Ausstieg aus der Pflege mit steigendem Qualifikationsniveau zunimmt (Hasselhorn et al. 2005a, 141), während sich bei Behrens, Horbach und Müller Pflegehilfskräfte durch eine besonders kurze Verweildauer auszeichnen (2009, 6). Erklärungsansätze dieses vermeintlichen Paradoxons könnten die Güte der verwendeten Instrumente oder die Selbstreflexion der Proband*innen betreffen, sollen jedoch nicht Inhalt dieser Arbeit sein. Als exemplarisch kann dieser Widerspruch allerdings für die Heterogenität der Forschungsergebnisse angesehen werden. In der Unterschiedlichkeit der deutschen Studienergebnisse zeigt sich eine Parallele zu Erkenntnissen internationaler Forschung (Flinkman, Leino-Kilpi, und Salanterä 2010, 1428-1429). Die Annahme, dass die wissenschaftliche Aufmerksamkeit für den vorzeitigen Berufsausstieg in Pflegeberufen, auch unabhängig exakter Zahlenwerte zur Verweildauer, zu rechtfertigen ist, stützt unter anderem das Pflegethermometer 2009, in welchem weniger als ein Viertel der Befragten der Aussage „Ich plane einen Verbleib im Pflegeberuf bis zum Eintritt ins Rentenalter" (Isfort et al. 2010, 44) voll zustimmen. Berliner und Brandenburger Auszubildende der Gesundheits- und Krankenpflege im zweiten und dritten Ausbildungsjahr sehen sich ebenfalls nur zu 38,6 % bis zum Ende ihrer Berufstätigkeit in der Pflege (Golombek und Fleßa 2011, 6).

Schließlich wird auch im Zentrum für angewandte Forschung an Hochschulen für angewandte Wissenschaften care4care, in dessen Kontext diese Masterarbeit entsteht, die Relevanz des Themas Berufsverbleib im Handlungsfeld „Fachkräfte halten" abgebildet (Mohr et al. 2018, 305).

Die tatsächliche Berufsverweildauer Pflegender und ihr Einfluss auf den Fachkräftemangel bleiben uns also verborgen. Allerdings zeigt sich, dass der „Mythos vom Ausstiegs- und Sackgassenberuf" (Hall 2012, 16) angesichts der empirischen Datenlage nicht haltbar ist. Es lässt sich, wie zuvor dargestellt, jedoch trotzdem plausibel begründen, dass Untersuchungen zu den Determinanten des Berufsverbleibs, beispielsweise als mögliche Grundlage künftiger Interventionen, ihren Teil zur Linderung des Fachkräftemangels beitragen können und somit gerechtfertigt sind. Denn selbst wenn die Verweildauer im Pflegeberuf im Mittel eher hoch ist, trägt eine zusätzliche Verlängerung des Berufsverbleibs zur

Erschließung personeller Ressourcen bei (in Anlehnung an Nolting et al. 2006, 109).

2.1.2. Einflussfaktoren auf Berufsverbleib und -ausstieg

Die Liste der möglichen Einflüsse auf die Verweildauer im Pflegeberuf ist lang (Flinkman, Leino-Kilpi, und Salanterä 2010, 1428-1429). Zunächst sollen Faktoren thematisiert werden, welche der betrieblichen und insbesondere beruflichen Bindung[7] förderlich sind.

Bareiß et al. unterscheiden Dimensionen der Arbeitszufriedenheit, die seitens der Führungsebene direkt beeinflussbar sind, von Dimensionen der Mitarbeiterzufriedenheit im Krankenhaus, welche nur mittelbar durch den Arbeitgeber verändert werden können, da sie maßgeblich vom Individuum abhängig sind (2012, 283-284). Als besonders wirkmächtig zeigen sich hier Arbeitsatmosphäre und Tätigkeit. Arbeitsatmosphäre als Dimension der Mitarbeiterzufriedenheit, beinhaltet in diesem Kontext die sozialen Beziehungen innerhalb der Arbeitsstelle sowie die aus ihnen resultierende Grundstimmung und wird als der stärkste der untersuchten Einflüsse auf die Personalbindung genannt. Tätigkeit, die wichtigste der Dimensionen der Arbeitszufriedenheit, meint die praktische Arbeit als solche und beinhaltet Faktoren wie Handlungsfreiräume und Abwechslung, aber auch negative Faktoren wie psychische und physische Belastungen. Die Bedeutung der Tätigkeit auf die Bindung des Personals ist nicht wesentlich geringer, als die der Arbeitsatmosphäre. (Bareiß et al. 2012, 285-289) Angesichts des positiven Zusammenhangs der Bindung an Beruf und/oder Organisation und der Verweildauer im Beruf (Fasbender, Van der Heijden, und Grimshaw 2019, 329; Stordeur et al. 2005, 42), ist anzunehmen, dass sich die Arbeitsatmosphäre und die Tätigkeit selbst auf die Verweildauer im Beruf auswirken. Da soziale Beziehung deutlich abhängiger vom individuellen Arbeitsplatz sind, als dies bei der pflegerischen Tätigkeit als solche der Fall ist, scheint es schlüssig anzunehmen, dass die Tätigkeit einen stärkeren Einfluss auf den Berufsverbleib

---

[7] Die vorliegende Arbeit blickt auf den gesamtgesellschaftlichen Pflegekräftemangel. Folglich liegt ihr Fokus auf der beruflichen Bindung. Da ein nicht unerheblicher Teil der Forschungsergebnisse zur Personalbindung jedoch aus Wissenschaftsbereichen stammt, die vorwiegend die betriebliche Perspektive einnehmen, wird auch die Betriebsbindung als Mediator der Berufsbindung thematisiert.

hat, wenngleich auf Ebene der betrieblichen Bindung die Arbeitsatmosphäre als wesentlichster Faktor genannt wird.

Häufiger als die Determinanten der Berufsbindung scheinen die des Berufsaustiegs pflegewissenschaftlich erforscht zu werden. Die NEXT-Studie betrachtet eine ganze Reihe von Einflussgrößen auf den Ausstieg aus dem Pflegeberuf, meist prospektiv durch Abfrage der Absicht, den Beruf zu verlassen (Hasselhorn et al. 2005b, 133). Für Deutschland zeigt sich, im als Längsschnittuntersuchung designten Teil der Studie, dass insbesondere Arbeitsbelastung und private Gründe eine tatsächliche Beendigung der aktuellen Pflegetätigkeit begründen (Borchart et al. 2011). Nolting et al. untersuchten ebenfalls eine ganze Reihe von möglichen Einflussfaktoren auf die Absicht, den Pflegeberuf zu verlassen und kamen zu Ergebnissen, die sich mit denen von Bareiß et al. in Einklang bringen lassen. Ein Wechsel des Arbeitsplatzes wird demnach insbesondere durch geringe soziale Unterstützung gefördert (siehe Arbeitsatmosphäre), während der grundsätzliche Ausstieg aus der Pflege besonders durch gesundheitliche Beschwerden, psychische Belastung und geringe Handlungsspielräume befördert wird (siehe Tätigkeit) (Nolting et al. 2006, 113). Passend in das Gesamtbild der bisher dargestellten Forschungsergebnisse fügen sich die Daten von Golombek und Fleßa, welche bei Auszubildenden in der Gesundheits- und Krankenpflege nach Einflussfaktoren auf den Berufsverbleib forschten. Leicht abgesetzt von den weiteren Nennungen rangieren auf den ersten vier Plätzen Unvereinbarkeit von Beruf und Familie (44,3 %), Betriebsklima beziehungsweise Unternehmenskultur (43,9 %), psychische Belastungen (40,0 %) und physische Belastungen (39,1 %) noch vor der zu geringen Bezahlung (34,0 %) (Golombek und Fleßa 2011, 6).

Die Gesamtmenge der Einflussfaktoren auf die Verweildauer im Pflegeberuf sowie deren Moderator- und Mediatorvariablen ist weitaus umfangreicher als der hier dargestellte Abriss. Im Sinne der Zielsetzung dieser Arbeit ist dieser Einblick jedoch hinreichend, da er anzudeuten vermag, welch wichtigen Anteil die beruflichen Belastungen auf den Berufsverbleib Pflegender ausmachen.

2.1.3. Das Verständnis des Berufsverbleibs in dieser Arbeit

Nachdem der Begriff des Berufsverbleibs nun vielfach gefallen ist, soll er für die spätere Operationalisierung im Rahmen dieser Arbeit konkretisiert werden.

Analog zu seinem Verständnis im care4care-Projekt, bezieht sich der Mangel an Fachkräften, und in dieser Arbeit auch Pflegehilfskräften, auf die Patient*innen-nahen Tätigkeitsbereiche. Dementsprechend wird Berufsverbleib in der vorliegenden Arbeit wie folgt definiert:

Berufsverbleib bezeichnet hier die aktive Verweildauer einer Pflegekraft in Patient*innen-nahen Tätigkeitsbereichen des Pflegeberufs. Der Berufsverbleib endet mit dem voraussichtlich endgültigen Verlassen Patient*innen-naher Arbeitsfelder. Dieser Zeitpunkt wird als Berufsausstieg bezeichnet. Arbeit in Teilzeit und vorübergehende Unterbrechungen der Tätigkeit werden nicht als Berufsausstieg verstanden.

2.2. Kohärenzgefühl als Determinante des Berufsverbleibs

Im vorliegenden Kapitel wird die, dieser Arbeit zugrundeliegende, Konzeptualisierung des Kohärenzgefühls ausgeführt und begründet. Zudem erfolgt eine Darstellung der Einflüsse von und auf das Kohärenzgefühl.

2.2.1. Das Kohärenzgefühl im Sinne Antonovskys

Antonovskys, mittlerweile weit verbreitetes und vielfach rezipiertes, Modell der Salutogenese beschäftigt sich mit den Faktoren, die Entstehung von Gesundheit fördern und stellt von seiner Grundausrichtung somit einen Gegenentwurf zum Konzept der Pathogenese dar (Franke 2018, 878; Faltermaier 2017, 75; Kolip, Wydler und Abel 2010, 11; Singer und Brähler 2007, 9). Als eines der entscheidenden Unterscheidungsmerkmale zwischen salutogenetischem und pathogenetischem Paradigma muss die Vorstellung von Krankheitseinflüssen als „Normalität des Lebens" (Franke 2012, 171) gesehen werden, welche also keinesfalls Ausnahmen darstellen (Antonovsky 1997, 15). Angesichts der Allgegenwärtigkeit krankmachender Einflüsse liegt die Frage nahe, warum manche Menschen sich trotz dieser Belastungen guter Gesundheit erfreuen können, während dies anderen nicht gelingt (Franke 2018, 878). Ein wirkmächtiger Erklärungsansatz hierfür ist aus salutogenetischer Perspektive das Kohärenzgefühl (Faltermaier 2017, 79; Singer und Brähler 2007,11; Antonovsky 1997, 16). Diese „(...) globale Orientierung, die ausdrückt, in welchem Ausmaß man ein

durchdringendes, andauerndes und dennoch dynamisches Gefühl des Vertrau-
ens hat (...)" (Antonovsky 1997, 36) bezieht sich auf drei Dimensionen: Die Verstehbarkeit, die Handhabbarkeit und die Bedeutsamkeit beziehungsweise Sinnhaftigkeit (Franke 2018, 879; Antonovsky 1997, 36-37). Die Entwicklung und
folglich Ausprägung des Kohärenzgefühls ist maßgeblich abhängig davon, welche Erfahrungen der Mensch, insbesondere bis ins frühe Erwachsenenalter, bei
der Bewältigung der unausweichlichen Herausforderungen des Lebens gemacht hat (Faltermaier 2017, 79; Antonovsky 1997, 92-93, 114). Da diese Erfahrungen wiederum entscheidend von den zur Verfügung stehenden generalisierten Widerstandsressourcen abhängig sind, besteht eine Wechselwirkung
zwischen Kohärenzgefühl und generalisierten Widerstandsressourcen (Faltermaier 2017, 80; Franke 2012, 174). Wie sich diese darstellt und auswirkt wird
der folgende Abschnitt klarlegen.

2.2.2. Was beeinflusst das Kohärenzgefühl?

Die semantische Unschärfe, die der Frage „was beeinflusst das Kohärenzgefühl?" innewohnt, ist gewollt, da sich dieser Abschnitt sowohl den Einflüssen auf
die Entwicklung des Kohärenzgefühls als auch seinen Auswirkungen auf andere
Lebensbereiche widmet.
Zunächst soll an die abschließende Feststellung des vorigen Abschnitts ange-
knüpft werden, dass zwischen Kohärenzgefühl und generalisierten Widerstandsressourcen Interdependenzen bestehen.
Widerstandsressourcen im Sinne von Antonovskys Salutogenese können un-
terschiedlichster Art, intern oder extern, verortet sein (Franke 2018, 879; Idan,
Eriksson, Al-Yagon 2017; Straus und Höfer 2010, 120). Empirische Befunde
zum Einfluss verschiedener Kontextfaktoren auf die Ausbildung des Kohärenzgefühls variieren. Die ursprüngliche Uneinigkeit darüber, ob gezielte Maßnahmen eine Förderung des Kohärenzgefühls herbeiführen können (Singer und
Brähler 2007, 26-37) weicht zunehmend der empirisch fundierten Ansicht, dass
eine solche Einflussnahme möglich ist (Kekäläinen et al. 2018, 461; Fäh 2010,
150-153). Obschon also eine gewisse Heterogenität der Ergebnisse festzustellen ist, konnte für manche Faktoren über mehrere Untersuchungen hinweg ein
Einfluss auf die Entwicklung des Kohärenzgefühls statistisch nachgewiesen
werden, wie in der Übersichtsarbeit von Rivera et al. deutlich wird (2012). So

scheinen familiäre Einflüsse, sowohl im Positiven als auch im Negativen, von Bedeutung für die Entwicklung des SOC zu sein. Deutlich seltener untersucht, deuten wenige Studienergebnisse darauf hin, dass dies auch für den Einfluss von Peers und Wohnumgebungen (Neighbourhoods) gilt. (Rivera et al. 2012, 804-805) Von besonderem Interesse für die vorliegende Arbeit sind die empirischen Hinweise, dass für erfreuliche Erfahrungen in der Schule, wie Schulerfolg oder erfahrene Unterstützung durch Lehrende und Mitschüler*innen, ein positiver Zusammenhang mit der Ausprägung des Kohärenzgefühls dargestellt werden konnte. Ein hohes Maß von empfundenem Leistungsdruck in der Schule korreliert wiederum negativ mit dem SOC in der Adoleszenz. (Rivera et al. 2012, 805)

Weit umfangreicher erforscht als die Einflüsse auf die Entwicklung des Kohärenzgefühls sind dessen Korrelate mit Faktoren, die als abhängige Variablen gesehen werden (Singer und Brähler 2007, 36). Entsprechend der Tatsache, dass Salutogenese als Modell der Entstehung von Gesundheit zu verstehen ist, sind gesundheitsassoziierte Faktoren die bedeutendsten Zieldimensionen bei der Beforschung des SOC als unabhängige Variable (Sagy und Mana 2017, 77; Duetz et al. 2010, 86; Singer und Brähler 2007, 33; bspw. Huang et al. 2017, 18; Länsimies et al. 2017; Eriksson und Lindström 2006). Insbesondere für die psychischen Aspekte von Gesundheit konnte eine große Anzahl empirischer Studien einen positiven Einfluss des SOC darstellen (Singer und Brähler 2007, 33-36). Neben gesundheitlichen Fragestellungen wird der Einfluss des Kohärenzgefühls in sehr unterschiedlichen Kontexten, auch im Bereich der Pflegeberufe, beforscht. So zeigt sich beispielsweise ein positiver Zusammenhang zwischen SOC und akademischen Parametern, wie Lernstrategien oder Noten, bei australischen Pflegestudierenden (Salamonson et al. 2016, 212) oder zwischen SOC und der Zufriedenheit im Pflegeberuf kanadischer Pflegestudierender (Dames und Javorski 2018, 10). Diese beiden exemplarisch gewählten Studien sind von besonderem Interesse für diese Arbeit, da sie Perspektiven auf die möglichen Zusammenhänge zwischen Kohärenzgefühl und dem Verbleib im Pflegeberuf eröffnen. Zugleich werfen Sie Fragen über die Ursache-/Wirkungs-Beziehung zwischen SOC und den assoziierten Konstrukten auf, welche grundsätzlich kritisch zu hinterfragen ist (Geyer 2010, 71). So wird weiter oben in diesem Abschnitt dargestellt, dass schulischer Erfolg die Entwicklung des SOC zu

begünstigen scheint (Rivera et al. 2012, 805). Salamonson et al. wiederum gehen davon aus, dass ein ausgeprägtes Kohärenzgefühl sich günstig auf die akademischen Leistungen der Studierenden auswirkt (2016, 210). Hierin besteht
zunächst kein Widerspruch, die postulierten Zusammenhänge sind sicherlich
mit den Grundannahmen zum Kohärenzgefühl in Einklang zu bringen (Antonovsky 1997). Und doch muss kritisch hinterfragt werden, inwieweit es auf Grundlage der empirischen Daten zu rechtfertigen ist, eine Zuordnung in Ursache und
Wirkung vorzunehmen (Geyer 2010, 75-76). Es ist also weder eine Wechselwirkung zwischen SOC und beispielsweise akademischem Erfolg noch ein Zusammenhang mit Kohärenzgefühl als abhängiger Variable auszuschließen. Buchegger-Traxler beschreibt in ihrer Forschungsnotiz einen solch umgekehrten Zusammenhang von Erfahrungen in Ausbildungen der Altenarbeit und SOC. So
geht Sie davon aus, dass eine hochwertige Ausbildung, welche auf die Erfor-
dernisse des Berufs gut vorbereitet, über den Zwischenschritt positiver Erfahrungen bei der Bewältigung beruflicher Anforderungen, letztlich zu einem besser ausgeprägten SOC führt. (Buchegger-Traxler 2014, 333-334) Ein solcher
wiederum wird von Ihr mit längerfristigem Berufsverbleib assoziiert (Buchegger-
Traxler 2014, 339). Diese Perspektive auf das Zusammenspiel von Ausbildung,
Kohärenzgefühl und Berufsverbleib hat, das wurde in *Abschnitt 1.1.* bereits an-
gedeutet, erhebliche Bedeutung für die Entstehung der vorliegenden Masterarbeit und legt nahe, ein berufsspezifischeres Verständnis des Kohärenzgefühls
zu fokussieren. Wie sich jenes darstellt wird im nächsten Abschnitt erläutert.

2.2.3. Kohärenzgefühl im Kontext dieser Arbeit

Das Kohärenzgefühl wird in Antonovskys ursprünglichem Sinn explizit als „globale Orientierung" (Antonovsky 1997, 36) definiert, die somit alle Lebensbereiche tangiert. Die gegenwärtig vorherrschende Annahme berücksichtigend, dass
das SOC durch verschiedene Einflüsse auch im Erwachsenenalter und intenti-
onal veränderbar ist (siehe *Abschnitt 2.2.2.*), wird das SOC inzwischen auch
kontextspezifisch betrachtet (Bauer et al. 2015, 21; Eberz, Becker, und Antoni
2011, 117; Bauer und Jenny 2007, 224-225). Für die vorliegende Masterthesis
ist, angesichts ihrer Zielsetzung, insbesondere die arbeitsbezogene Konzeptualisierung und Operationalisierung des Kohärenzgefühls von Interesse. Ein Zusammenhang, der bereits früh von Antonovsky selbst thematisiert wurde (1987).

Viele Menschen verbringen einen großen Anteil ihrer Lebenszeit im Setting Arbeitsplatz (Jenny et al. 2017, 198). Entsprechend einflussreich sind die bei der Arbeit vorgefundenen Bedingungen und gemachten Erfahrungen auf die Entwicklung des Kohärenzgefühls, nicht nur im jungen Erwachsenenalter, sondern auch im späteren Lebensverlauf (Jenny et al. 2017, 197; Antonovsky 1987, 158). Das Erleben von Verstehbarkeit und Handhabbarkeit einer als sinnhaft empfundenen Arbeit kann die Ausprägung des SOC positiv modifizieren, während gegenteilige Erfahrungen dem Kohärenzgefühl schaden können. Wenngleich eine solche Veränderung des SOC, insbesondere bei älteren Personen, nicht ad hoc geschehen kann, wird die Möglichkeit einer Modifikation des SOC auch von Antonovsky als grundsätzlich gegeben angesehen. (Antonovsky 1987, 157-165) Aktuelle Forschung zum arbeitsspezifischen SOC beruht vor allem auf der Arbeit von Bauer und Jenny, welche die drei Dimensionen des globalen SOC, zur Anwendung im betrieblichen Gesundheitsmanagement, auf das Setting Betrieb übertragen (2007, 224-226). Auf dieser Grundidee bauen inzwischen zwei unterschiedliche Konzeptualisierungen des arbeitsbezogenen Kohärenzgefühls (Work-SOC) auf. Die von Bauer et al. vorgenommene „interaktionale, situationale Konzipierung" (Bauer et al. 2015, 22) des Work-SOC unterscheidet sich hierbei von der Definition nach Eberz, Becker und Antoni, die den Work-SOC als „kontextspezifisches, kognitiv-emotionales Schema" (2011, 117) verstehen. Obwohl beide Konzeptualisierungen wichtige Blickwinkel auf das arbeitsbezogene Kohärenzgefühl eröffnen, wirkt das Verständnis von Bauer et al., für die Zielgruppe der Auszubildenden, im Kontext des von Buchegger-Traxler postulierten Zusammenhangs zwischen Pflegeausbildung und SOC (2014, 333-334), passgenauer, da ihm eine größere Dynamik immanent ist. Eine solch dynamischere Idee des Work-SOC scheint angesichts des Umstandes, dass die Zielgruppe meist jünger als 30 Jahre ist[8] und sich die Orte der praktischen Ausbildung regelmäßig ändern, angemessen. Im Sinne von Bauer et al. wird das arbeitsbezogene Kohärenzgefühl im weiteren Verlauf dieser Masterarbeit dementsprechend wie auf der nächsten Seite ersichtlich definiert.

---

[8] Somit ist deren SOC nach Antonovsky noch wesentlich formbarer als in späteren Jahren (1987, 158)

„(…) als die wahrgenommene Verstehbarkeit, Handhabbarkeit und Sinn-
haftigkeit der aktuellen Arbeitssituation einer Person, die durch die Inter-
aktion individueller Charakteristika (Persönlichkeit und individuelle Res-
sourcen) sowie Charakteristika der Arbeitsumgebung (Strukturen und
Prozesse) beeinflusst wird".

(Bauer et al. 2015, 22 in Anlehnung an Vogt, Jenny, und Bauer 2013).

Work-SOC fokussiert also die drei Dimensionen des globalen Kohärenzgefühls
auf die gegenwärtige Arbeitssituation und ist somit unmittelbar mit den Erfahrungen der Auszubildenden in den Praxisphasen der Pflegeausbildung ver-
knüpft. Dabei spielen sowohl individuelle Faktoren, hierzu muss auch das globale Kohärenzgefühl gezählt werden, als auch externe Einflüsse durch die Bedingungen und Situationen, welchen in der Berufspraxis begegnet wird, eine
Rolle. Ein solches Verständnis steht nach Ansicht des Verfassers in Einklang
mit Buchegger-Traxlers Annahmen, wie Kohärenzgefühl und folglich Berufsverbleib durch eine qualitativ hochwertige Ausbildung gefördert werden können
(2014, 133-134).

2.2.4. Das Kohärenzgefühl Auszubildender in Pflegeberufen Deutschlands

Zum Aufkommen des arbeitsbezogenen Kohärenzgefühls Auszubildender der
Gesundheits- und Krankenpflege, Gesundheits- und Kinderkrankenpflege oder
der Gesundheits- und Krankenpflegehilfe in Deutschland konnten im Rahmen
der Literaturrecherche keine Studienergebnisse gefunden werden. Dies ist si-
cher auch dem Umstand geschuldet ist, dass das relativ ‚junge' Konzept Work-
SOC weniger verbreitet ist, als das des globale Kohärenzgefühl. Zum globalen
SOC Auszubildender in Gesundheits- und (Kinder-) Krankenpflegeberufen liegen Daten der Dissertation von Professor Olaf Schenk vor. In 701 verwertbaren
Fragebogen-Rückläufern von Auszubildenden verschiedener deutscher Bun-
desländer, konnte dieser, bei Verwendung der SOC-29-Skala (möglicher Gesamtscore 29-203), einen mittlerer Gesamtscore (M) von 137,6 messen
(Schenk 2016, 26). Damit liegt der SOC der Auszubildenden zwischen dem
schwedischer Paare in Therapie [SOC-29 M = 135,7 (Olsson et al. 2006, 224)]

und isländischer Mütter asthmakranker Kinder [SOC-29 M = 138,3 (Svavarsdottir und Rayens 2005 in Singer und Brähler 2007, 32)]. Aussagekräftiger als diese Vergleichsmaße, die eher als Ausdruck der Vielfalt bereits untersuchter Zielgruppen verstanden werden sollen, sind Abgleiche mit dem deutschen Bevölkerungsdurchschnitt und anderen Gruppen von Pflegefachkräften und Auszubildenden zu sehen. Verglichen mit der Allgemeinbevölkerung Deutschlands [SOC-29 M = 145,7] (Schumacher, Gunzelmann, und Brähler 2000, 210) scheinen die untersuchten Auszubildenden ein eher geringer ausgeprägtes Kohärenzgefühl zu haben. Dies ändert sich auch nicht, wenn man nur die Teilgruppe der jüngeren Frauen in der Normierungsstichprobe betrachtet [SOC-29 M = 145,8] (Schumacher, Gunzelmann, und Brähler 2000, 211), welche in ihren demografischen Daten den untersuchten Auszubildenden am ehesten ähneln (Schenk 2016, 21). Im Allgemeinen beschreiben Singer und Brähler eine Zunahme des SOC-Scores mit dem Alter, verweisen zugleich aber auf Widersprüche unterschiedlicher Forschungsergebnisse (2007, 32). In der deutschen Normierungsstichprobe zeigt sich beispielsweise ein gerade gegensätzlicher Zusammenhang von Alter und SOC (Schumacher, Gunzelmann, und Brähler 2000, 210). Übereinstimmung herrscht dahingehend, dass Frauen einen durchschnittlich geringeren SOC-Score aufweisen als Männer (Schenk 2016, 26; Singer und Brähler 2007, 32; Schumacher, Gunzelmann, und Brähler 2000, 210). (siehe auch Schenk 2016, 50-51) Bauer und Jennys Ausführungen zum Zusammenhang von globalem und berufsspezifischem Kohärenzgefühl folgend (2007, 224-225) wären berufliche Belastungen ein Erklärungsansatz für die negative Abweichung des SOC der Auszubildenden gegenüber der Normierungsstichprobe. Da zwischen beiden Erhebungen ein Zeitraum von circa 16 Jahren liegt und die Stichprobe bei Schenk nicht repräsentativ für die Grundgesamtheit der Gesundheits- und (Kinder-) Krankenpflege ist (in Anlehnung an Schenk 2016, 14), muss allerdings an eine ganze Reihe anderer, auch systematischer, Ursachen der Differenz gedacht werden.

Verglichen mit polnischen Pflegekräften, welche auf einer Station für Chemotherapie arbeiten [SOC-29 M = 125,1] (Dębska, Pasek, und Wilczek-Rużyczka 2017, 36), ist das Kohärenzgefühl der untersuchten deutschen Auszubildenden

wiederum deutlich besser ausgeprägt. Gleiches gilt für den Vergleich zur untersuchten Stichprobe weiblicher Pflegekräfte in Japan [SOC-29 M = 124,4] (Kikuchi et al. 2014, 33).

Da Studien, die multivariate Zusammenhänge untersuchen, häufig auf Kurzfor-
men der SOC-Skala zurückgreifen, sind die Summenscores solcher Studien
nicht mit den Ergebnissen von Schenk vergleichbar. Als grober Anhalt kann die
Bildung eines Mittelwertscores[9] dienen. Für die Untersuchung von Schenk läge
der Mittelwert bei 4,74 (2016, 26), der gesamtdeutsche Mittelwert bei 5,02
(Schumacher, Gunzelmann und Brähler 2000, 210), der polnischer Pflegekräfte
auf einer Chemotherapie-Station bei 4,31 (Dębska, Pasek, Wilczek-Rużyczka
2017, 36) und jener japanischer weiblicher Pflegekräfte bei 4,29 (Kikuchi et al.
2014, 33). Mit Hilfe der SOC-13-Skala konnte bei 51 kanadischen Pflegestudierenden ein Summenscore von 58,8 gemessen werden (Damen und Javorski
2018, 6), was einem Mittelwertscore von 4,52 entspräche. Eine japanische
Längsschnittstudie mit drei Messzeitpunkten (T1 am Ende des Studiums, vor
Beginn der Arbeit als ‚examinierte' Pflegekraft; T2 drei Monate nach Beginn der
Arbeit als ‚examinierte' Pflegekraft; T3 ein Jahr nach Beginn der Arbeit als ‚examinierte' Pflegekraft) bedient sich ebenfalls des SOC-13 und findet Mittelwerte
von 3,81 [T1 SOC-13 M = 49,5], 3,58 [T2 SOC-13 M = 46,6] und 3,52 [T3 SOC-
13 M = 45,7] bei Pflegestudierenden vor und nach ihrem Übergang ins Berufs-
leben (Takeuchi et al. 2013, 127). In einem Sample von 227 norwegischen Pflegestudierenden wurde im Anschluss an eine Praxisphase ihres Studiums ein
wesentlich höherer Mittelwert von 4,76 [SOC-13 M = 61,87] erhoben (Kleiveland, Natvig, und Jepsen 2015, 6).

Es zeigen sich also deutliche Unterschiede in der Höhe des gemessenen Kohärenzgefühls verschiedener Untersuchungspopulationen. Dieser kleine Aus-
zug der großen Menge vorliegender Forschungsergebnisse erhebt selbstverständlich keinen Anspruch auf Vollständigkeit und soll lediglich der groben Orientierung dienen. Es deutet sich an, dass interkulturelle Unterschiede im SOC

---

[9] Hierzu wird der Summenscore durch die Zahl der Items geteilt, das Ergebnis liegt zwischen
1 und 7. Keinesfalls soll der Eindruck entstehen, dass so direkt vergleichbare Werte zwischen
bspw. SOC-29 und SOC-13 vorliegen, da die Gesamtheit ihrer Items zwangsläufig eine andere
ist.

Pflegender und Pflegestudierender ausgeprägt sind. Die Einordnung des Kohärenzgefühls Auszubildender in Pflegeberufen Deutschlands kann auf Grundlage der vorliegenden Daten nur gemutmaßt werden, da keine aktuellen und annährend identische, soziodemografische Faktoren berücksichtigende, Vergleichsuntersuchungen vorliegen. Die dargestellten Ergebnisse legen zumindest nahe, dass die Arbeit im Pflegesektor nicht eben förderlich auf die Ausprägung des Kohärenzgefühls wirkt.

Nachdem nun neben dem Berufsverbleib auch Bedeutung und Verständnis des Kohärenzgefühls für diese Arbeit konkretisiert wurden, folgt im nächsten Kapitel die Auseinandersetzung mit dem dritten und letzten der interessierenden Phänomene: Moralischem (Dis-)Stress.

2.3. Moralischer Stress als Determinante des Berufsverbleibs

Dieses Kapitel begründet, neben einer definitorischen Festlegung, die besondere Bedeutung und mögliche Konsequenzen von Moralischem Stress in professionellen Pflegesettings.

2.3.1. Inhaltliche Konturierung eines populären Konstrukts

Ein Blick auf die Recherchetabellen in *Anhang A1* verdeutlicht, warum hier von einem populären Konstrukt gesprochen wird. Eine Suche in der Metasuchmaschine BOSS2 der Hochschulbibliothek Esslingen mit dem Suchstring (moralischer stress) OR (moral distress) generiert gar 84748 Treffer ab dem Jahr 1984[10], wobei die Menge der Veröffentlichungen jährlich zunimmt (Lamiani, Borghi, und Argentero 2017, 60). Die Popularität des Konstrukts bezieht sich also auf die Scientific Community, insbesondere deren pflegewissenschaftlichen Anteil. Entsprechend der großen Zahl wissenschaftlicher Publikationen zum Thema sind auch Konzeptualisierungsansätze von Moralischem Stress inzwischen vielfältig (Tigard 2019, 1; Ulrich und Grady 2018, 1; Morley et al. 2017, 7-9). Definitorischer Ausgangspunkt vieler Veröffentlichungen ist allerdings nach wie vor Jametons Ursprungswerk von 1984 (McCarthy und Monteverde 2018,

---

[10] Suche am 05. März 2019

221; Weber 2016, 245; McCarthy und Gastmans 2015, 131; bspw. bei Bordignon et al. 2019; Tigard 2019; Wöhlke 2018; Rodney 2017; Barlem und Ramos
2015; Oh und Gastmans 2015), in welchem er Moralischen Stress beziehungsweise Moral Distress wie folgt beschreibt: „Moral distress arises when one
knows the right thing to do, but institutional constraints make it nearly impossible
to pursue the right course of action." (Jameton 1984, 6). Diese Definition sieht
sich inzwischen Kritik ausgesetzt, welche über die von Jameton selbst zur Diskussion gestellten Limitationen hinaus geht (Jameton 2017, 618-619). So wird
beispielsweise konstatiert, dass eine, in der ursprünglichen Definition nicht er-
wähnte, negative Reaktion auf die moralischen Problemstellungen unverzicht-
bare Voraussetzung ist, um von Moralischem (Dis-)Stress sprechen zu können
(Fourie 2015, 93; Corley 2002, 643). Diese Facette der Konzeptualisierung ist
bei aktuellen Strömungen der Diskussion, die den positiven Wert von Moralischem Stress betonen (Tigard 2019; Rennó, Ramos, und Brito 2018, 310; Howe
2017, 13), von erheblicher Bedeutung, insbesondere angesichts der möglichen
Folgen auf individueller wie gesamtprofessioneller Ebene (Riedel und Giese
2019, 74-75; Morley 2018, 3444). Abseits der positiv bewerteten Aspekte besteht allerdings weitgehende Einigkeit darüber, dass Moral Distress mit ‚Leiden'
assoziiert ist, welches McCarthy und Gastmans recht weitgefasst als „psycho-
logical-emotional-physiological suffering" (2015, 135) beschreiben. Hier schließt
sich die Frage nach der korrekten Bezeichnung des Phänomens an, da allein
im deutschsprachigen Raum mit ‚Moralischer Stress' (bspw. bei Wöhlke 2018;
Kleinknecht-Dolf et al. 2015a), ‚Moralischer Di(s)stress' (bspw. bei Schrems
2017) und ‚Moral Distress' (bspw. bei Graeb 2019; Riedel und Giese 2019)
gleich drei mehr oder minder gebräuchliche Termini zur Auswahl stehen (Schrems 2017, 14-15). Das englische Pendant zu ‚Moralischer Stress', ‚Moral
Stress' findet in der gefundenen deutschsprachigen Literatur keine Anwendung,
wird aber in einzelnen englischsprachigen Publikationen verwendet (bspw. bei
Lützén et al. 2003), um dem Begriff mehr inhaltlichen Raum zu geben (McCarthy
und Gastmans 2015, 143). Schrems argumentiert, dass die begriffliche Tren-
nung zwischen Moralischem Stress und Moralischem Disstress sinnvoll ist, um
verschiedene Stadien des Phänomens zu differenzieren (2017, 15). Versteht
man die negative Reaktion auf eine moralische Problemstellung als integralen
Bestandteil des Konstrukts, so scheint es passend von Moralischem Disstress

zu sprechen, da die Vorsilbe ‚Dis' den schadhaften Einfluss des Stresses direkt expliziert (McCarthy und Gastmans 2015, 143). Einige Autor*innen differenzieren die Stadien des Moralischen Disstress und sprechen von initial und reactive Distress (Schrems 2017, 15; McCarthy und Gastmans 2015, 142; bspw. Jameton 1993; Wilkinson 1987), und/oder ergänzen Zustände des langfristig zurückbleibenden und sich kumulierenden Moralischen Disstresses unter dem Begriff „Moral Residue" (McCarthy und Gastmans 2015, 143; bspw. bei Webster und Baylis 2000, 218).

Sowohl begriffliche als auch inhaltliche Aspekte von Moral Distress stehen also in der Fachöffentlichkeit zur Disposition. Weitere Uneinigkeit besteht in Hinblick auf die Breite des Konstrukts, welche als in der ursprünglichen Definition zu gering kritisiert wird (Weber 2016, 246). So zeigen verschiedene Studien, dass Moralischer Stress keinesfalls Pflegefachkräften vorbehalten ist (bspw. bei Rodger, Blackshaw, und Young 2018, 6; Howe 2017, 12; Kälvemark et al. 2004, 1082-1083) und längst werden, neben institutionellen, weitere Faktoren diskutiert, die ein Handeln gemäß der eigenen und/oder professionsethischer Werte verhindern (bspw. bei Morley et al. 2017, 10; Weber 2016, 246; Rathert, May, und Chung 2015, 41). Auch wird die Notwendigkeit, das ethisch gute Handeln in einer Situation zu kennen, in einigen Konzeptualisierungen nicht als zwingende Entstehungsvoraussetzung von Moralischem Stress verstanden. Bereits Unsicherheiten ob des ‚richtigen' Verhaltens können demnach Moralischen Stress auslösen (Fourie 2017, 578; Schrems 2017, 16). Nach Fourie kann die Fülle der Definitionsansätze in „Narrow and Broad Definitions" (2017, 579) dichotomisiert werden. ‚Narrow', also eng gefasste, Konzeptualisierungen folgen Jametons Ursprungsidee und schließen negatives Stresserleben durch andere Ursachen als äußere oder innere Zwänge von der Definition Moralischen Stresses aus (Fourie 2017, 579; bspw. bei Tigard 2019; Barlem und Ramos 2015; Jameton 1984). Breite Definitionsansätze beinhalten die enge Vorstellung von Moralischem Stress als eine von mehreren Dimensionen des Konstrukts und integrieren die oben genannten und/oder weitere Aspekte in das Phänomen Moralischer Stress (Fourie 2017, 579-580; bspw. bei Morley 2018; Howe 2017; Campbell, Ulrich, und Grady 2018). Diesem Konzept folgend kann Moralischer

Stress, anhand seiner Entstehungsursache, in drei Dimensionen unterteilt werden: Moral-Constraint Distress, Moral-Dilemma Distress[11] und Moral-
Uncertainty Distress (in Anlehnung an Fourie 2017, 580). Moral-Constraint Distress entspräche dem klassischen Verständnis des Konstrukts im Sinne Jametons, Moral-Dilemma Distress hingegen entsteht, wenn ein unlösbares ethisches Dilemma vorliegt (in Anlehnung an Fourie 2017, 581), das dadurch charakterisiert ist, dass sich als wichtig empfundene Werte konfligierend gegenüberstehen (Linde 2018, 58; Jameton 1984, 6). Moral-Uncertainty Distress wäre
eine Folge von Unsicherheit in Hinblick auf das ethisch gute Handeln (in Anlehnung an Fourie 2017, 580; bspw. bei Campbell, Ulrich, und Grady 2018, 61-62).
Der Kritik an Jametons ursprünglichem Verständnis von Moral Distress als zu
eng halten McCarthy und Monteverde unter anderem entgegen, dass die Reaktion auf ethische Herausforderung in Folge institutioneller Zwänge eine andere
sei als die auf moralische Unsicherheit oder ethische Dilemmata und Jametons
‚enge' Defintion beibehalten werden sollte (McCarthy und Monteverde 2018,
324-325).

Es dürfte deutlich geworden sein, dass in der Fachöffentlichkeit kein Konsens
in der inhaltlichen Festlegung von Moralischem Stress besteht, ja, dass selbst
über die idealerweise zu verwendenden Begrifflichkeiten Uneinigkeit herrscht.
Zugleich konnte dieser Abschnitt verschiedene Herangehensweisen der Definition des als ‚Moral Distress' erstmals beschriebenen Phänomens aufzeigen.
Diese werden in *Abschnitt 2.3.4.*, unter Berücksichtigung der nun in *2.3.2.* und
2.3.3. folgenden Überlegungen, Grundlage der Entwicklung einer Arbeitsdefinition von Moralischem Stress für dieses Forschungsvorhaben sein.

2.3.2. Moralischer Stress als besondere Herausforderung in der Pflegeausbildung

Jameton betont: „Nursing is the morally central health care profession" (1984,
xvi) und nennt somit bereits das erste Argument für die besondere Bedeutung
von Moralischem Stress in der Pflege (-ausbildung). Ganz unabhängig davon,

---

[11] auch „moral-conflict distress" (Morley 2018, 3443)

ob man dieser Aussage und der dazugehörigen Argumentation[12] grundsätzlich zustimmt, sind ethische Fragestellungen von elementarer Bedeutung für professionell pflegerisches Handeln (Rabe 2017, 62-63; Dallmann und Schiff 2016, 11; Hiemetzberger 2016, 9). Die Relevanz der Ethik für Pflegende findet auch im ICN-Ethikkodex Ausdruck (ICN 2014) und so ist es schlüssig, dass sich die erstmalige Beschreibung einer ethischen Komponente von Disstress auf das pflegerische Setting bezog (Rodney 2017, S7; siehe Jameton 1984). Nachdem auf die grundsätzliche Bedeutsamkeit der Ethik im Kontext beruflicher Pflege hingewiesen wurde, gilt es darzustellen, inwiefern Moralischem Stress in der Pflegebildung, genauer den Grundausbildungen der Gesundheits- und (Kinder-) Krankenpflege sowie Gesundheits- und Krankenpflegehilfe, besondere Wichtigkeit beizumessen ist.

Zunächst werden die empirischen Befunde zu Moralischem Stress in Pflegeausbildungen dargestellt, wobei eines vorweggenommen sei: An Doppelfelds Befund, dass man (im deutschsprachigen Raum) vergebens nach derartigen Publikationen sucht (Doppelfeld 2017, 94), scheint sich bis zum Zeitpunkt der Erstellung der vorliegenden Arbeit nichts geändert zu haben. Folglich beruhen alle empirischen Erkenntnisse auf Erhebungen im Ausland, von welchen wiederum nur die in deutscher oder englischer Sprache publizierten ausgewertet werden können.

Sasso et al. stellen in ihrem Review fest, dass Pflegestudierende grundsätzlich auch von Moralischem Stress betroffen sein können und formulieren einen deutlichen Appell an Pflegebildungsinstitutionen, sich dieser Herausforderung zu widmen (2016, 530-531). Die Tatsache, dass das Review lediglich vier Studien auswerten konnte, die den Selektionskriterien entsprachen, von welchen wiederum nur eine quantitativ angelegt war (Sasso et al. 2016, 526), zeigt, dass die Zielgruppe Studierende/Auszubildende in der empirischen Moral Distress-Forschung auch international bisher von eher randständiger Bedeutung ist (siehe auch Lamiani, Borghi und Argentero 2017, 61). Den vier Studien, die letztlich Eingang in das Review von Sasso et al. fanden, ist zwar das grundsätzliche

---

[12] Jameton argumentiert, dass die Medizin, zur Sicherung ihrer Vormachtstellung im Gesundheitswesen, die zentralen Werte der Gesundheitsfürsorge, nämlich Gesundheit und Barmherzigkeit, an Pflegende abgegeben hätte (Jameton 1984, xvi). Die hitzigen Diskussionen, die diese Aussage sicherlich anregen mag, sollen allerdings nicht Inhalt dieser Arbeit sein.

Vorhandensein von Moralischem Stress bei den untersuchten Pflegestudierenden zu entnehmen, jedoch keine generalisierbaren Informationen zur Verbreitung in den entsprechenden Populationen (bspw. Curtis 2014; Woijtiwicz, Hagen, und Daalen-Smith 2014; Range und Rotherham 2010; Callister et al.
2009). Neuere Studien aus Brasilien unterstreichen, dass Moralischer Stress
ein relevantes Problem bei Pflegestudierenden ist, nähern sich dem Phänomen
jedoch auch qualitativ (Rennó, Ramos, und Brito 2018, 306-307).

Da direkte empirische Befunde zu Prävalenz von Moralischem Stress bei Auszubildenden und/oder Studierenden in Pflegeberufen nicht verfügbar sind, wäre
zu überprüfen, wie sich spezifische Besonderheiten von Auszubildenden auf die
Wahrscheinlichkeit auswirken, Moralischen Stress zu erfahren.

Berufserfahrung, welche bei Studierenden oder Auszubildenden im Normalfall
in verhältnismäßig geringem Umfang erwartet werden kann, korreliert in einer
Untersuchung positiv mit der Belastung durch Moralischen Stress (Dodek et al.
2016, 179, 181). Ein Erklärungsansatz hierfür wäre die Kumulierung moralischer Belastungen als Moral Residue im Sinne von Webster und Françoise
(2010). Ein Zusammenhang, der in anderen Untersuchungen allerdings empirisch nicht nachgewiesen werden konnte (Range und Rotherham 2010, 229;
Corley 2001, 253) und folglich keine klaren Rückschlüsse zulässt. Die Annahme, dass, eher wenig erfahrene, Pflegeschülerinnen und -schüler in besonderem Maße durch Moralischen Stress gefährdet seien, ist anhand dieser Befunde sicherlich nicht zu stützen.

Nicht nur die Berufserfahrung von Auszubildenden und Studierenden ist meist
sehr begrenzt, auch ihre hierarchische Stellung und Entscheidungsmacht ist im
Regelfall gering (Bordignon et al. 2018, 1664; Rennó, Ramos, und Brito 2018,
309). Beachtet man den Einfluss von Macht und Machtlosigkeit auf das Erleben
von Moralischem Stress (Barlem und Ramos 2015, 610-612; Hamric, Borchers,
und Epstein 2012, 2), so könnte hierin eine besondere Disposition von Auszubildenden und Studierenden gegenüber Moralischem Stress begründet liegen.
Da die aktuelleren Untersuchungen zu diesen Zusammenhängen im brasiliani-
schen Pflegebildungssektor durchgeführt wurden, ist eine Übertragbarkeit auf
das deutsche System äußerst kritisch zu hinterfragen.

Neben den Moral Distress auslösenden Erfahrungen aus der Berufspraxis von
Pflegestudierenden, welche als Hauptquelle zu sehen sind (Rennó, Ramos, und

Brito 2018, 307), können auch Lehrende die Ursache des Empfindens von Moralischem Stress sein, so etwa, wenn sie sich per Social Media über ihre Studierenden lustig machen (Rennó, Ramos, und Brito 2018, 308).

Angesichts des insgesamt also überschaubaren Angebots empirischer Daten zum Aufkommen von Moralischem Stress bei Auszubildenden, insbesondere in Deutschland, soll sich dem Phänomen nachfolgend noch aus zwei Richtungen theoretisch genähert werden.

Auszubildende befinden sich, das wurde bereits ausgeführt, in aller Regel am eher unteren Ende der Hierarchie an ihrer Praxisstelle und sind bei der Durchführung ihrer Arbeit fremdbestimmter als ausgelernte Fachkräfte. Zu dieser externen Einschränkung, durch Vorgaben examinierter Pflegekräfte oder anderer Berufsgruppen, gesellen sich zusätzlich interne Begrenzungen der Handlungsautonomie durch Mangel an Erfahrung und (noch) nicht entwickelte Kompetenzen. All jene Einschränkungen in der Freiheit der Gestaltung ihrer Pflegehandlungen berücksichtigend, wäre zu erwarten, dass Auszubildende besonders gefährdet sind, unter Moralischem Stress in seiner ursprünglichsten Form, also Moral-Constraint Distress, zu leiden. So nennen beispielsweise Wöhlke und Wiesemann den „Mangel an Ausbildung" (2016, 281) als mögliche Ursache von Moralischem Stress dieser Art. Diese Argumentationslinie wird durch die oben ausgeführten Studien zu den Auswirkungen von Machtstrukturen auf Moralischen Stress gestützt.

Auch Moral-Uncertainty Distress, durch Ungewissheit um das ethisch gute Handeln oder die Unfähigkeit, eine diffuse ethische Belastung zu benennen, könnte, angesichts der fehlenden Vorerfahrung und gegebenenfalls mangelnden Ethikkompetenzen, einen besonderen Stellenwert bei Pflegenden in Ausbildung haben (in Anlehnung an Riedel und Giese 2019, 74).

Es kann also zusammengefasst werden, dass die Bedeutung von Moralischem Stress für Auszubildende plausibel begründbar ist. Zugleich verdeutlicht dieser Abschnitt jedoch die Unzulänglichkeit des Umfangs der hierzu bisher vorliegenden Empirie. Die wissenschaftliche Auseinandersetzung mit Moralischem Stress bei Auszubildenden in Pflegeberufen scheint in Deutschland also dringend geboten.

2.3.3. Mögliche Folgen von Moralischem Stress

Die aus dem Erleben von Moralischem Stress unmittelbar resultierenden Konsequenzen für Pflegekräfte, das wurde bereits deutlich und hierin besteht, wie
mehrere Reviews zeigen, weitestgehende Einigkeit, sind problematisch (Lamiani et al. 2017, 61; Morley et al. 2017, 10; McCarthy und Gastmans 2015, 149;
Oh und Gastmans 2015, 24). In der Literatur wird, entsprechend der großen
Anzahl von Publikationen zum Thema, inzwischen eine Vielzahl negativer Reaktionen auf Moral Distress beschrieben. Dem Gefühl der Verletzung der eigenen moralischen Integrität wird hierbei eine große Wichtigkeit eingeräumt (Morley et al. 2017, 13-14; Weber 2016, 249-250; McCarthy und Gastmans 2015,
145; McCarthy und Deady 2008, 257). Das Konzept der moralischen Integrität
wird in Fachkreisen kontrovers diskutiert (Webster und Baylis 2000, 222-223)
und seine Verletzung betrifft vor allem Moral-Constraint Distress, da diese Art
der Reaktion auf Moralischen Stress voraussetzt, dass das ethisch gute Handeln bekannt ist (Weber 2016, 249-250). Die Konsequenzen einer solchen Verletzung können jedoch schwerwiegend und dauerhaft sein, wie die Auszüge eines Interviews bei Webster und Baylis eindrücklich darlegen[13] (2000, 224). Neben dem Gefühl einer versehrten moralischen Integrität kann Moralischer Stress
verschiedenste andere negative psychische Belastungen hervorrufen. Allein die
deutschsprachige Literatur nennt Reaktionen wie „Zorn, Frustration, Schuld,
Sorge, Angst, Hilflosigkeit, Ohnmacht, mangelndes Selbstwertgefühl, Depres-
sion oder Alpträume" (Wöhlke 2017, 44) sowie Gefühle von Scham (Schrems
2017, 20) oder innerer Leere (Kleinknecht, Staudacher, und Spirig 2017, 54).
Hinzu manifestieren sich körperliche Symptome wie beispielsweise Übelkeit,
Kopfschmerzen oder physische Erschöpfung (Kleinknecht, Staudacher, und
Spirig 2017, 54-55; Hanna 2004, in Morley et al. 2017, 10). Mit welchen Verhal-
tensweisen hierauf reagiert wird, ist in Abhängigkeit der jeweiligen Situationen
und beteiligten Akteur*innen unterschiedlich (Beyer-Bontognali, Kleinknecht-
Dolf, und Spichiger 2017, 91). Die entstandenen negativen Emotionen können
beispielsweise als „Selbstverurteilung" (Kleinknecht, Staudacher, und Spirig

---

[13] „It must feel something like a woman who has been sexually violated. You can't get rid of
the feeling that you are now somehow dirty or unclean. In the deepest part of yourself, you feel
you will never be the same and you carry this with you for the rest of your life" (Webster und
Baylis 200, 224)

2017, 54) gegen die eigene Person oder in Form von Zorn gegen die Institution, in der die moralisch stresshafte Situation geschieht, gerichtet sein (Kleinknecht, Staudacher, und Spirig 2017, 55). Als weitere Art des Umgangs wird der Versuch der Vermeidung der, Moralischen Stress auslösenden, Situationen durch Meidung der entsprechenden Pflegesituationen beschrieben. Kleinknecht, Staudacher, und Spirig sprechen von emotionaler Distanzierung gegenüber den betroffenen Patient*innen (2017, 54-55). Die Reihe der möglichen langfristigen Folgen von sich wiederholendem und/oder kumulierendem Moralischem Stress ist lang (bspw. Schrems 2017, 20; McCarthy und Gastmans 2015, 149; Oh und Gastmans 2015, 27), angesichts der Zielsetzung dieser Arbeit soll dem Berufsausstieg besondere Aufmerksamkeit zuteilwerden.

Bereits in Ihrer Publikation zur Entwicklung des ersten Instruments zur quantitativen Erfassung von Moralischem Stress, der Moral Distress Scale (MDS), beschreiben Corley et al. den Wechsel der Arbeitsstelle als mögliche Folge (2001, 254). Inzwischen wurde dieser Befund mehrfach wiederholt, wie Übersichtsarbeiten zeigen (Lamiani et al. 2017, 61; Pauly, Varcoe, und Storch 2012, 2). Konkret zeigt sich dieser Zusammenhang beispielsweise bei Whitehead et al., die deutlich höhere Werte von Moral Distress bei Pflegekräften fanden, die einen Wechsel ihrer Arbeitsstelle erwägen (2015, 122) oder Dyo, Kalowes, und Davries, welche einen signifikanten, positiven Zusammenhang zwischen der Absicht die Stelle zu wechseln und dem gemessenen Moralischen Stress feststellen (2016, 46-47). Einen ähnlichen Befund zeigt die Arbeit von Wocial und Weaver unter Verwendung des Moral Distress Thermometers (2013, 171). Auch wenn einzelne Studien keinen solchen Zusammenhang finden (bspw. Shorideeh et al. 2015, 70), legen die gesichteten empirischen Daten in ihrer Zusammenschau nahe, einen negativen Einfluss von Moralischem Distress auf den Verbleib am aktuellen Arbeitsplatz anzunehmen. Zwar ist der bisher thematisierte Wechsel der Arbeitsstelle nicht gleichzusetzen mit dem Ausstieg aus dem Pflegeberuf, er kann aber einen Teilschritt des Ausstiegsprozesses darstellen. Darüber hinaus zeigen einige Untersuchungen auch einen direkten Zusammenhang zwischen dem Erleben von Moral Distress und dem Verbleib im Beruf (Pauly, Varcoe, und Storch 2012, 2). Ein weiterer Grund, Moralischen Stress mit dem ‚Verlust' von Fachkräften in Verbindung zu bringen, ist der in

mehreren Veröffentlichungen postulierte Zusammenhang zwischen Moralischem Stress und der Entstehung eines Burnout-Syndroms (Lamiani et al.
2017, 61; McCarthy und Gastmans 2015, 149; Oh und Gastmans 2015, 28),
welcher in *Abschnitt 2.4.1.* nochmals aufgegriffen wird.

Da im Fokus der vorliegenden Thesis die Auszubildenden stehen, sei, diesen
Abschnitt abschließend, eine Feststellung von Riedel und Gieße herausgestellt:
„Bereits im Rahmen der pflegeberuflichen Qualifizierung kann „moral distress"
zum Abbruch der Ausbildung/des Studium führen und bedarf einer besonderen
Aufmerksamkeit seitens der Lehrenden an allen Lernorten." (2019, 75).

2.3.4. Eine Arbeitsdefinition von Moralischem Stress in Gesund-heits- und Krankenpflegeausbildungen

Nachdem verschiedene Definitionsansätze, die Bedeutung für Auszubildende
und mögliche Folgen von Moralischem Stress diskutiert wurden, folgt nun die
begründete Ausformulierung einer Arbeitsdefinition von Moralischem Stress.
Die inhaltliche Festlegung des zu messenden Konstrukts ist unabdingbare Voraussetzung, um dieses anschließend für eine Befragung operationalisieren zu
können (Döring und Bortz 2016, 223; Mummendey und Grau 2014, 114-115;
Bühner 2011, 105; Micheel 2010, 16).

In Hinblick auf die Zielsetzung dieser Arbeit scheint es notwendig, ein Verständnis von Moral Distress zugrunde zu legen, welches sich mit der hieraus resultierenden Gefahr des Berufsausstiegs in Einklang bringen lässt. Wie sich in *Abschnitt 3.2.4.* zeigen wird, ist eines der in dieser Forschung verwendeten Erhebungsinstrumente an den ,Fragebogen berufsethisches Verhalten und moralischer Stress (Version 2)'[14] von Kleinknecht-Dolf et al. angelehnt, welcher wiederum auf der von Hamric, Borchers und Epstein überarbeiteten Version der
ursprünglichen ,Moral Distress Scale' von Corley et al. aus dem Jahr 2001 basiert (Kleinknecht-Dolf et al. 2017, 253; siehe auch Hamric, Borchers, und
Epstein 2012; Corley et al. 2001). Die Instrumentenadaption von Kleinknecht-
Dolf et al. basiert auf einer definitorischen Grundlage (2017, 252; für die deutsche Entsprechung bspw. Kleinknecht-Dolf et al. 2015b, 94), die jener Jametons
(1984, 6) ähnelt und somit den Bereich des Moral-Constraint Distress abdeckt.

---

[14] Freundlicherweise zur Verfügung gestellt durch Herrn Dr. Kleinknecht-Dolf und Kolleginnen.

Trotz schlüssiger Argumente für eine Beibehaltung der auf institutionelle Zwänge fokussierten Definition, ist eine Abgrenzung von Moralischem Stress in diesem Sinne und anderen ethischen Belastungen in der Praxis schwierig zu bewerkstelligen (McCarthy und Monteverde 2018, 323-325). Möchte man, wie in der vorliegenden Masterthesis, Moralischen Stress als berufspraktische Erfahrung im Kontext seines Einflusses auf den Berufsverbleib untersuchen, so scheint es naheliegender, Definitionsansätzen zu folgen, die das Konstrukt breiter fassen und moralische Unsicherheiten und Dilemmata einbeziehen. In der deutschsprachigen Literatur verweist beispielsweise Schrems darauf, „dass auch Bedenken oder Unwissenheit darüber, was das Richtige ist, Stress erzeugen können" (2017, 16) und entspricht damit Autorinnen und Autoren wie Fourie (2017, 578; 2015, 97), Campbell, Ulrich, und Grady (2018, 67) oder Morley (2018, 3443-3444). Die hier entstehende Arbeitsdefinition soll dementsprechend drei Dimensionen von Moralischem Stress einbeziehen (in Anlehnung an Fourie 2017):

- Die durch innere oder äußere Zwänge verursachte Unmöglichkeit entsprechend der eigenen Werte zu handeln, obwohl das ethisch gute Handeln bekannt wäre (Moral-Constraint Distress).

- Das konfligierende Gegenüberstehen verschiedener Werte, die nicht in Einklang zu bringen sind und somit anteilig verletzt werden müssen (Moral-Dilemma Distress).

- Die Unsicherheit darüber, was in einer Situation das ethisch beste Handeln ist, da das ethische Problem nicht erfasst werden kann oder die Folgen der Entscheidung für eine Handlungsalternative nicht hinreichend abzusehen sind (Moral-Uncertainty Distress).

Als passgenaues Fundament für die folgende Arbeitsdefinition soll Fouries „expandet definition of moral distress" (2015, 97) dienen: „Moral distress is a psychological response to morally challenging situations such as those of moral constraint or moral conflict, or both."

Die auf dieser Grundlage letztlich entstandene Arbeitsdefinition wird nun zunächst ausgeführt und dann in ihren einzelnen Elementen erklärt und begründet.

Moralischer Disstress ist eine negative psychische und/oder physische
Reaktion auf unlösbare ethische Probleme in der Berufspraxis wie ex-
terne oder interne Hindernisse, die das Handeln gemäß der eigenen
Werte verhindern, ethische Dilemmata, ethische Unsicherheiten oder
Kombinationen dieser Faktoren.

Abschnitt 2.3.1. verdeutlicht, dass das deutsche Synonym für Moral Distress keineswegs eindeutig bestimmt ist. Da das Phänomen in dieser Arbeit als zwingend mit negativen psychischen Reaktionen verbunden angesehen wird (in Anlehnung an Corley 2002, 643), soll in der Definition (und im weiteren Verlauf dieser Arbeit) von Moralischem Disstress gesprochen werden (in Anlehnung an Schrems 2017, 15). Zudem wurde auch die Möglichkeit körperlicher Beschwerden ergänzt, wie sie beispielsweise bei Kleinknecht, Staudacher und Spirig berichtet werden (2017, 54).

„Morally challenging situations" (Fourie 2015, 97) werden als ethische Probleme übersetzt, da die Begriffe ‚moral' und ‚ethical' im Englischen synonym verwendet werden und in der deutschsprachigen Pflegewissenschaft eher von ethischen als von moralischen Sachverhalten gesprochen wird. Der Begriff des ethischen Problems findet Verwendung, da er recht weit gefasst ist und im Gegensatz zu anderen Bezeichnungen wie „ethische Dilemmasituationen" (Eisele 2017, Titel) oder „ethischer Konflikt" (Linde 2018, 57) keine der drei Dimensionen von Moralischem Stress besonders hervorhebt (in Anlehnung an Salloch et al. 2016, 273-274). Da mit dem Begriff ‚Problem' die Vorstellung einer passenden Lösung assoziiert sein könnte (Riedel und Lehmeyer 2016, 40; Linde 2018, 57), wird ihm das Wort ‚unlösbar' vorangestellt, um jener Assoziation vorzubeugen.

Eine Spezifizierung auf berufspraktische Probleme erhält Einzug in die Arbeitsdefinition, da zwar auch Moral Distress infolge von Lehrerhandeln berichtet wird (Rennó, Ramos, und Brito 2018, 308), für diese Arbeit allerdings die pflegepraktischen ethischen Probleme im Vordergrund stehen.

Zudem ergänzt vorliegende Arbeitsdefinition die beiden von Fourie (2015, 97) einbezogenen Dimensionen von Moralischem Disstress um die der Moral-Uncertainty (in Anlehnung an Campbell, Ulrich, und Grady 2018, 61-62; Fourie

2017, 580) und versucht, sie kurz und prägnant in deutscher Sprache zu formulieren. Schließlich wird, auch in Anlehnung an Fourie (2015, 97), darauf hingewiesen, dass auch Kombinationen der verschiedenen Dimensionen möglich sind und somit eine trennscharfe Unterscheidung nicht grundsätzlich nötig ist.

2.4. Berufsverbleib, Kohärenzgefühl und Moralischer Disstress als in Beziehung stehende Phänomene

Die drei wesentlichen Phänomene, deren Aufkommen und Beziehung diese Masterarbeit bei Pflegeauszubildenden erforscht, sind nun ausführlich dargelegt und definiert. Im bisherigen Verlauf der Hinführung und des zweiten Kapitels wurden bereits verbindende Elemente zwischen diesen Phänomenen offenbar. Jene Verbindungen werden nun nochmals verdeutlicht, um anschließend begründete, empirisch überprüfbare Forschungshypothesen aufzustellen.

2.4.1. Zur Logik des Zusammenhangs von Berufsverbleib, Kohärenzgefühl und Moralischem Disstress in der Pflegeausbildung

Um die in *Abschnitt 2.4.2.* dargestellten Forschungshypothesen nachvollziehbar zu machen, werden die, auf Grundlage der theoretischen Vorarbeit erwartbaren, Zusammenhänge zwischen Berufsverbleib, (arbeitsbezogenem) Kohärenzgefühl und Moralischem Disstress nun expliziert.

Bereits im hinführenden *Unterkapitel 1.1.* wurde aufgezeigt, dass Arbeitsbelastung und gesundheitliche Gründe für einen erheblichen Anteil der Arbeitsplatz- oder gar Berufswechsel bei Pflegekräften verantwortlich sind (Borchart et al. 2011). *Abschnitt 2.1.2.* verdeutlicht, dass dieser Befund, insbesondere in Hinblick auf die Arbeitsbelastungen, von aktuelleren Forschungsergebnissen gestützt wird.

Moralischer Disstress, das wird in *Unterkapitel 2.3.* deutlich, kann den Arbeitsbelastungen zugerechnet werden. Definiert als *negative psychische und/oder physische Reaktion auf unlösbare ethische Probleme in der Berufspraxis* offenbart sich im Moralischen Disstress besonders deutlich die enge Verwobenheit von Gesundheit und Arbeitsbelastungen. Die in *2.3.3.* ausgeführten psychischen Folgen von Moralischem Disstress können bis zur Entwicklung eines

Burnout-Syndroms führen (bspw. Fumis et al. 2017). Im psychischen Gesund-
heitszustand findet sich wiederum eine der zentralen Schnittstellen zwischen
Moralischem Disstress und Kohärenzgefühl, welches als eine entscheidende
Einflussgröße auf die individuelle, insbesondere psychische, Gesundheit gesehen wird (bspw. Schäfer et al. 2018). So wird auch das Kohärenzgefühl mit der
Entstehung eines Burnout-Syndroms assoziiert, allerdings als protektiver Faktor
(bspw. Basińska, Andruszkiewicz, und Grabowska 2011). Unter anderem, da
sich bei Pflegekräften mit höheren Werten auf einer Burnout Skala auch deutlich
häufigere Gedanken an den Berufsausstieg zeigen (Van der Schoot et al. 2005,
60) lässt sich der erwartbare Zusammenhang zwischen psychischer Gesundheit und Verweildauer im Pflegeberuf auch empirisch darstellen.

Die *Abschnitte 2.2.2.* und *2.3.3.* zeigen, dass sowohl Kohärenzgefühl als auch
Moralischem Disstress Aufmerksamkeit in der Pflegeforschung als Einflussfaktoren auf Berufszufriedenheit oder den Wechsel der Arbeitsstelle zuteilwird.

Im Zuge der Literaturrecherche konnte zudem eine Publikation identifiziert werden, welche die Zusammenhänge von Moralischem Disstress, Kohärenzgefühl
und Berufszufriedenheit direkt untersucht. Hier zeigen sich signifikante Korrelationen zwischen Items, die Moral Distress abbilden sollen, und der Zufriedenheit
im Beruf sowie den SOC-Dimensionen Verstehbarkeit und Handhabbarkeit.
Während Sinnhaftigkeit etwas weniger durch Moralischen Disstress beeinflusst
zu werden scheint, zeigen sich für die anderen SOC-Dimension hochsignifikante Zusammenhänge mit der Berufszufriedenheit. (Ando und Kawano 2018,
575).

Eine weitere, ausbildungsspezifische, Perspektive auf die Interdependenzen er-
öffnet die Forschungsnotiz von Buchegger-Traxler. Ihre Vorstellung der Zusammenhänge von SOC und Berufsverbleib wurde in *Abschnitt 2.2.2.* dargestellt.
Folgt man dieser Argumentation, hat die Qualität der Ausbildung Einfluss auf
die Bewältigung der berufspraktischen Herausforderungen und folglich die Entwicklung eines positiven Kohärenzgefühls. Zählt man unlösbare ethische Probleme bei der Arbeit zu diesen berufspraktischen Herausforderungen, was äußerst plausibel erscheint, wird der Zusammenhang mit Moralischem Disstress
offenkundig. So könnten beispielsweise die, durch die Ausbildung geförderten,
ethischen Kompetenzen Einfluss auf die Belastung durch moralischen Stress in
den Praxisphasen der Ausbildung haben (in Anlehnung an Riedel und Giese

2019, 74). **Abbildung 1** veranschaulicht die zuvor postulierten Zusammenhänge und Mediatoren stark vereinfacht. Hervorgehoben sind die im Rahmen
dieser Arbeit untersuchten Phänomene und deren Zusammenhänge. Die Stärke
der Pfeile sagt hierbei Nichts über die Stärke des Effekts aus.

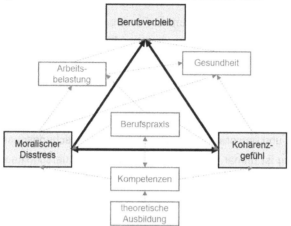

Abbildung 1 - Berufsverbleib, Kohärenzgefühl und Moralischer Disstress I

2.4.2. Aufstellung der Forschungshypothesen

Zielsetzungen und Fragestellungen dieser Arbeit sind in *Abschnitt 1.2.2.* offen-
gelegt. Für die Zusammenhänge der titelgebenden Phänomene werden nun
drei konkrete, überprüfbare Forschungshypothesen formuliert. Die Testung dieser Hypothesen dient somit der Beantwortung der Fragestellungen *F B.a)* und
F B.b).

I.   *Das arbeitsbezogene Koheränzgefühl der Auszubildenden hat posi-*
     tiven Einfluss auf deren Berufsverweildauer in Patient*innen-nahen
     Tätigkeitsbereichen des Pflegeberufs.

II. *Die empfundene Belastung der Auszubildenden durch Moralischen*
     Disstress hat negativen Einfluss auf deren Berufsverweildauer in Pa-
     tient*innen-nahen Tätigkeitsbereichen des Pflegeberufs.

III. *Die empfundene Belastung Auszubildender durch Moralischen Dis-*
     stress hat negativen Einfluss auf deren arbeitsbezogenes Kohärenz-
     gefühl.

2.5. Forschungsparadigma, -design und -methoden

Da es sich bei dieser Masterthesis um eine empirische Arbeit handelt, soll auch das methodische Vorgehen überblicksartig dargestellt und somit transparent gemacht werden.

Dass dieser Arbeit das quantitative Forschungsparadigma zugrunde liegt, wurde bereits an mehreren Stellen deutlich. Sie verschreibt sich, wie aus den Zielen in *Abschnitt 1.2.2.* hervorgeht, der Überprüfung von, auf Grundlage vorhandenen Wissens, aufgestellten Hypothesen, der Darstellung in Zahlen ausdrückbarer Merkmale und Untersuchung ihrer Zusammenhänge. All dies prädestiniert sie, dem quantitativen Paradigma zu folgen (in Anlehnung an Mayer 2015, 86-90), und entsprechend gestaltet sich das Forschungsdesign.

Die Forschung ist primär als Korrelations-Studie im Querschnittsdesign angelegt, ihren deskriptiven Anteilen wird, aus den in *1.2.2.* genannten Gründen, allerdings ebenfalls eine große Wichtigkeit beigemessen. Zur Erforschung des Einflusses der untersuchten Phänomene auf den tatsächlichen Berufsverbleib wäre eine langfristig angelegte, umfangreiche Panelstudie sicherlich als optimal anzusehen. Ein solches Design ist mit den, im Rahmen einer Masterarbeit zur Verfügung stehenden, Ressourcen nicht umsetzbar. Durch das hier gewählte Design kann jedoch bei deutlich geringerem Ressourceneinsatz eine erste Exploration des Feldes ermöglicht werden.

Die Datenerhebung erfolgt mit Hilfe eines Onlinefragebogens. Dessen Entwicklung sowie die relevanten Spezifika eines solchen Erhebungsinstruments sind *Abschnitt 3.2.1.* zu entnehmen. Die Erstellung des Bogens sowie der Versand der E-Mails an die Schulleitungen finden mit Hilfe des Online-Tools Sosci Survey statt.

Die Auswertung der Daten erfolgt nach Prinzipien der klassischen Testtheorie im Programm IBM SPSS® 24. Die angewendeten Methoden werden in *Kapitel 4* dargestellt.

Damit schließt das Kapitel ‚Konkretisierung' und mit ihm der erste, theoretische Teil dieser Arbeit. Die beiden folgenden Kapitel, ‚Datenerhebung' und ‚Datenauswertung', widmen sich ihren empirischen Anteilen.

3. Datenerhebung

3.1. Grundgesamtheit, Stichprobe und Zugang zum Feld

Als Zielgruppen der vorliegenden Forschung wurden bereits die Auszubildenden der Gesundheits- und Krankenpflege, der Gesundheits- und Kinderkrankenpflege, sowie Gesundheits- und Krankenpflegehilfe[15] benannt. Grundgesamtheit dieser Untersuchung sind alle Pflegenden in Ausbildung, die eine der vorgenannten Ausbildungen an einer Gesundheits- und (Kinder-) Krankenpflegeschule in Baden-Württemberg absolvieren. Hierzu gehören auch jene, die eine integrative oder generalistische Ausbildung absolvieren. Der Auswahl dieser Grundgesamtheit liegen im Besonderen zwei Überlegungen zugrunde. Erstens erscheint sie hinreichend groß, um auch bei geringer Rücklaufquote (~5-10 %) aussagekräftige und gegebenenfalls statistisch signifikante (p < 0,05) Ergebnisse zu produzieren (in Anlehnung an Döring und Bortz 2016, 294). Zweitens ist sie soweit begrenzt und klar definiert, dass die Auswahlpopulation sich der Zielpopulation annähert (in Anlehnung an Döring und Bortz 2016, 294), da unter Zuhilfenahme einer Auflistung der Regierungspräsidien Baden-Württembergs alle Institutionen erreicht werden können, welche die relevanten Ausbildungen anbieten.

Über die zu untersuchende Grundgesamtheit liegen für das Schuljahr 2017/2018 Daten aus einer Fachserie des Statistischen Bundesamtes und des Statistischen Landesamtes Baden-Württemberg vor. Demnach gab es in Baden-Württemberg am Stichtag[16] 483 Gesundheits- und Krankenpflegehelfer*innen in Ausbildung (371 weiblich, 122 männlich) an 26 Schulen. Zeitgleich wurden an 23 Schulen 41 Gesundheits- und (Kinder-) Krankenpfleger und 1197 Gesundheits- und (Kinder-) Krankenpflegerinnen ausgebildet. Die größte Gruppe der für diese Arbeit interessierenden Personen stellten die 81 Schulen der Gesundheits- und Krankenpflege mit 7759 Auszubildenden, 6386 von ihnen

---

[15] Obwohl in der übergeordneten Zielsetzung von Pflegefachkräften gesprochen wird (*Abschnitt 1.2.2.*) und Pflegehilfskräfte dieser Gruppe nicht zuzurechnen sind, sind Sie Teil der Grundgesamtheit. Dies begründet sich darin, dass sie an den gleichen Bildungsinstitutionen ausgebildet werden und in der pflegerischen Praxis häufig in ähnlichen Tätigkeitsbereichen wie die 3-jährig examinierten Fachkräfte eingesetzt werden.

[16] Stichtag war der 18. Oktober 2017 (Statistisches Landesamt Baden-Württemberg 2018, 1).

© Der/die Herausgeber bzw. der/die Autor(en), exklusiv lizenziert durch
Springer Fachmedien Wiesbaden GmbH, ein Teil von Springer Nature 2020
A. Küpper, *Berufsverbleib von Auszubildenden in der Pflege*, Best of Pflege,
https://doi.org/10.1007/978-3-658-29165-5_3

weiblichen Geschlechts. Hinzu kommen 92 Auszubildende (80 weiblich) in integrativen Pflegeausbildungen[17] an vier Schulen, welche in der Bundesstatistik gesamtheitlich der Gesundheits- und Krankenpflege zugerechnet werden. Somit umfasste die zu untersuchende Population am Stichtag 9572 Personen, 1538 von ihnen männlich (ca. 16,1 %). (Statistisches Bundesamt 2018, 90; Statistisches Landesamt Baden-Württemberg 2018, 9) Als limitierend für einen späteren Abgleich von Stichprobe und Grundgesamtheit muss festgehalten werden, dass Lernende generalistischer und integrativer Ausbildungsgänge nicht differenziert erfasst wurden (Statistisches Landesamt Baden-Württemberg 2018, 9). Außerdem sind keine ausbildungs- und landesspezifischen Angaben zum Alter zu finden und eine Unterscheidung zwischen ein- und zweijähriger Pflegehilfsausbildung findet nicht statt.

Feldzugang soll über die „aktive Rekrutierung" (Döring und Bortz 2016, 415) von Leitungen der jeweiligen Pflegeschulen erfolgen. Hierzu werden E-Mails an alle betreffenden Schulleitungen verschickt, die, neben einem Anschreiben mit der Bitte um Weiterleitung, den Link zum Fragebogen für die Auszubildenden enthält. Zusätzlich wird ein Link beigefügt, über welchen die Leitungskräfte den Fragebogen begutachten können, ohne dass deren Antworten in den Datensatz eingehen. Im Anhang ist neben dem QR-Code, der zum Fragebogen führt, und einem vorformulierten Text für die Weiterleitung an die Auszubildenden, das Poster zu finden, welches den QR-Code enthält und an alle Schulen verschickt wird (siehe *Anhang A4*). Versteht man die adressierten Pflegeschulen als ‚Klumpen'[18], so ist die Stichprobenziehung als eine Art der Klumpenstichprobe zu sehen, welche den probabilistischen und somit potentiell repräsentativen Stichproben zuzurechnen ist (in Anlehnung an Döring und Bortz 2016, 314; Micheel 2010, 71-72; Raithel 2008, 60). Im vorliegenden Fall würden alle verfügbaren Klumpen einbezogen. Da dieser Zugang theoretisch das Erreichen aller Auszubildenden der interessierenden Grundgesamtheit ermöglicht, kann für die Bruttostichprobe von einer Vollerhebung ausgegangen werden. Die Weiterleitung an die eigentlichen Proband*innen innerhalb der Klumpen ist, neben der Bereitschaft und Zeit der Schulleitungen, von den vorhandenen (EDV-)Strukturen der

---

[17] Hierunter scheinen auch generalistische Ausbildungen gefasst zu sein, welche nicht gesondert ausgewiesen werden (Statistisches Landesamt Baden-Württemberg 2018, 9).
[18] Diese wenig charmante Bezeichnung ist rein auf die Art der Stichprobe zu beziehen.

Schule und Auszubildenden abhängig. Diese und weitere mit der Verwendung eines Online-Instruments einhergehenden Herausforderungen bei der Stichprobenziehung (Bandilla 2015, 1) werden in *Abschnitt 3.2.1.* beleuchtet. Die Stichprobe betreffend kann also zusammengefasst werden, dass diese theoretisch die untersuchte Gesamtpopulation repräsentierende Ergebnisse liefern kann, bei der Beurteilung jedoch eine Sensibilität für mögliche Selektionseffekte vorhanden sein sollte.

3.2. Entwicklung und Einsatz des Erhebungsinstruments

Dieses Teilkapitel erläutert die Gestaltung des eingesetzten Erhebungsinstruments, indem es zunächst die Wahl der Art des Instruments und im Folgenden die Erhebungsinstrumente der interessierenden Phänomene und Attribute offenlegt.

3.2.1. Onlinefragebogen als Instrument der quantitativen Sozialforschung

Die Verwendung eines web-basierten Befragungsinstruments für diese Arbeit geschieht aus bestimmten Gründen. Neben diesen umreißt der vorliegende Abschnitt auch die, mit der Verwendung von Onlinefragebogen einhergehenden, Herausforderungen kurz.

Onlinefragebogen nehmen mit 38 % inzwischen den größten Anteil durchgeführter Befragungen bei Markt- und Sozialforschungsinstituten ein (ADM 2018, 15), was sicherlich auch den ihnen eigenen Vorteilen geschuldet ist. Ein wesentlicher, als positiv zu bewertender, Aspekt von Onlinebefragungen ist in deren großer Effizienz, beispielsweise im Vergleich zu postalischen Befragungen, zu sehen (Döring und Bortz 2016, 408, 415; Schnell 2012, 291). Durch die automatisch digitale Erfassung der Antworten und Möglichkeit der Ausgabe als Datensatz im gewünschten Format können auch mit geringem personellem Aufwand große Mengen an Rückläufern ausgewertet werden. Effizienter gestaltet sich auch der Versand von Links zum Fragebogen per Serienmail, welcher im Vergleich zu Druck, Befüllung, Beschriftung, Frankierung und Versendung von Briefen, erhebliche Zeitressourcen einspart. In diesen Aspekten liegt die zentrale Motivation zur Verwendung eines Onlinefragebogens in dieser Arbeit. Ein weiterer äußerst relevanter Vorteil eines web-basierten Erhebungsdesigns ist die gute Möglichkeit der Filterführung (Döring und Bortz 2016, 408, 415). Die automatische Variation der Antwortreihenfolgen (Bandilla 2015, 3) zeigt sich im Verlauf der Ausarbeitung des Fragebogens als ebenso nützlich, wie die zur Verfügung stehende Vielfalt von Frage- und Antwortformaten, beispielsweise Drop-Down-Menus oder ,stufenlosen' Schieberegler (Döring und Bortz 2016, 408; Bandilla 2015, 3). Schließlich erscheint die Verwendung eines digitalen Mediums der Zielgruppe angemessen und einer großen Akzeptanz und folglich hohen Rücklaufquote somit förderlich.

Neben den angerissenen Vorteilen von online Befragungen gehen mit ihnen auch gewisse Herausforderungen einher. Als bedeutsam muss hier die Gefahr eines Coverage-Problems genannt werden, da insbesondere ältere Personen online Medien unter Umständen nicht oder kaum nutzen und dementsprechend unzureichend in den Daten abgebildet werden (Döring und Bortz 2016, 416; Bandilla 2015, 1; Schnell 2012, 289-290). Zwar liegen keine aktuellen Daten zur Altersstruktur von Auszubildenden in der Gesundheits- und (Kinder-) Krankenpflege und/oder -Krankenpflegehilfe in Baden-Württemberg vor. Bundesweit zeigte sich 2006 jedoch ein großer Anteil eher junger Auszubildender unter 21 Jahren (Blum et al. 2006, 84) und der aktuellere, jedoch nicht repräsentative, Verdi-Ausbildungsreport 2015 legt für die Gesamtheit der Pflegeberufe ein ähnliches Bild nahe (Ver.di 2015, 8). Vergegenwärtigt man sich einen Anteil von 97 % Internetnutzer*innen unter den 18- bis 29-jährigen (Bandilla 2015, 2), so dürfte ein diesbezügliches Coverage-Problem bei der hier untersuchten Zielgruppe also von eher geringer Bedeutung sein. Die Stichprobenziehung stellt in Ermangelung vollständiger ,E-Mail-Listen'[19] allerdings eine grundsätzliche Problematik bei Online-Befragungen dar, besonders wenn auf Grundlage der Stichprobe generalisierbare Aussagen über eine Grundgesamtheit getroffen werden sollen (Bandilla 2015, 1; Schnell 2012, 291-292). Dementsprechend wurde im vorigen *Kapitel 3.1.* bereits darauf hingewiesen, dass die Übertragung der deskriptiven Ergebnisse auf die Gesamtpopulation der Auszubildenden in der Gesundheits- und (Kinder-) Krankenpflege und Gesundheits- und Krankenpflegehilfe Baden-Württembergs grundsätzlich nur unter Reflexion der, die Stichprobenziehung betreffenden, Limitationen geschehen darf.

---

[19] Im Vergleich zu bspw. Einwohnermelderegistern.

3.2.2. Erhebung des Berufsverbleibs

Dass die Erhebung des Berufsverbleibs mit Hilfe eines Selbsterhebungsinstruments im Rahmen einer Querschnittstudie bestimmten Limitationen unterliegt, dürfte bereits während der theoretischen Ausführungen von *Abschnitt 2.1.1.* deutlich geworden sein. Da keine Aussagen über den tatsächlichen Berufsverbleib der Proband*innen möglich sind, ohne eine äußerst aufwändige, langfristige Panelstudie zu realisieren, wird der Berufsverbleib prospektiv geschätzt. Hierzu werden Fragen ausgewählt, von denen angenommen wird, dass durch ihre Beantwortung Rückschlüsse auf die zu erwartende Verweildauer im Pflegeberuf ableitbar sind. Um trotz der unvermeidbaren Einschränkungen ein möglichst umfassendes Bild auf den beabsichtigten Berufsverbleib der befragten Auszubildenden zu erhalten, werden für diese Arbeit zwei Ansätze kombiniert. Hypothetische Fragen zum geplanten Berufsverbleib als metrische Variable sowie ordinalskalierte Items zur Häufigkeit des tatsächlichen Nachdenkens über einen Berufsausstieg.

Hypothetische Fragen gilt es im Regelfall zu vermeiden (Lenzner und Menold 2015, 4; Porst 2014, 104). Um eine konkrete Aussage zur Verweildauer im Beruf zu erhalten, ist es in einem Querschnittdesign allerdings unvermeidbar, eine Frage zu stellen, die zumindest insoweit hypothetisch ist, als dass die Befragten gedanklich auf ein noch nicht stattgefundenes Szenario vorgreifen müssen. Dieses Frageformat orientiert sich hier an der Studie von Golombek und Fleßa, die ebenfalls hypothetisch nach der vermuteten Verweildauer im Beruf fragen (2011, 5-6). Um ein intervallskaliertes Maß für die Verweildauer im Pflegeberuf zu erhalten, werden allerdings keine Antwortkategorien vorgegeben, sondern das Alter, bis zu welchem die Befragten glauben, in Patient*innen-nahen Tätigkeitsfeldern der Pflege zu arbeiten, wird als Zahlenwert abgefragt. Das Regelalter für den Rentenbeginn von aktuell 67 Jahren gilt hierbei als obere Grenze. Um dem unterschiedlichen Alter der Auszubildenden Rechnung zu tragen, wird die so ermittelte Zahl in Abhängigkeit des angegebenen aktuellen Alters zu zwei neuen Variablen berechnet. Zum einen der absolute beabsichtigte Berufsverbleib in Jahren, der sich als Differenz von erwartetem Austrittsalter und tatsächlichem Alter berechnet. Eine Auszubildende von 27 Jahren, die glaubt bis zu einem Alter von 37 Jahren ‚am Bett‘ zu arbeiten, hätte hier einen Wert von 10. Zum andern wird der relative Berufsverbleib als Variable berechnet, deren Wert

zwischen 0 und 1 liegen kann. Hierzu wird die Differenz von erwartetem Austrittsalter und aktuellem Alter durch die Differenz von maximalem Austrittsalter
(67) und aktuellem Alter geteilt. Die 27-jährige Auszubildende, die bis 37 arbeiten will, würde hier einen Wert von 0,25 erreichen. Ein 17-jähriger Auszubildender, der ebenfalls bis 37 in der Pflege zu arbeiten glaubt, hätte wiederum einen
Wert von 0,4.

Zusätzlich zur hypothetischen Abfrage des Berufsverbleibs finden etablierte
Frageformate zur gedanklichen Auseinandersetzung mit dem Berufsausstieg
Einzug in das verwendete Instrument. Diese sind dem COPSOQ entliehen und
finden beispielsweise in der NEXT-Studie Anwendung (Hasselhorn et al. 2005,
138). „Wie oft in den letzten zwölf Monaten haben Sie daran gedacht, den Pflegeberuf zu verlassen?" ist in fünf Stufen von ‚nie' bis ‚täglich' auf einer Ordi-
nalskala zu beantworten. Dem großen Vorteil, dass kein hypothetisches Szenario abgefragt wird, stehen insbesondere zwei Nachteile gegenüber: Erstens wird
die Verweildauer im Pflegeberuf nicht direkt erfragt und zweitens kann die Frage
nur Proband*innen gestellt werden, die bereits mindestens zwölf Monate in Ausbildung sind.

Für die deskriptive Datenauswertung wird auf der Seite des Berufsverbleibs zudem noch kategorial nach dem erwarteten hauptsächlichen Arbeitsumfang (gar
nicht - unter 25 % - ... - Vollzeit) gefragt. Durch die Frage „Wie lange kann man
Ihrer Meinung nach als examinierte Pflegekraft maximal in Vollzeit ‚am Bett' arbeiten?" soll auch eine Einschätzung der möglichen Berufsverbleibsdauer von
Auszubildenden ermöglicht werden, deren persönliche Verweildauer wenig
Aussagekraft hat, da sie nicht das Ziel haben, längerfristig in der Pflege zu arbeiten. Die Erhebung dieser Variable findet ordinalskaliert (gar nicht - maximal
5 Jahre - ... - über 30 Jahre) in Anlehnung an Golombek und Fleßa statt (2011,
5-6). Es schließt sich eine Frage nach den Gedanken der letzten zwölf Monate
an eine andere Ausbildung oder ein anderes Studium an, welche sich an den
Antwortmöglichkeiten von COPSOQ beziehungsweise NEXT-Studie orientiert.

3.2.3. Erhebung des Kohärenzgefühls

Um das von ihm entwickelte Konzept des Kohärenzgefühls überprüfbar zu machen erkannte Antonovsky früh eine Notwendigkeit der Quantifizierung des
SOC (Antonovsky 1997, 71). So entwickelte er auf Grundlage von 51 Interviews

mit Menschen unterschiedlichsten Alters einen Fragebogen zur Selbsteinschätzung, der das Kohärenzgefühl als Summenscore ausdrückt. Allen interviewten
Personen war gemein, dass sie einerseits im Laufe ihres Lebens mit potentiell
traumatisierenden Situationen konfrontiert waren, ihnen andererseits aber
‚nachgesagt' wurde, dass Sie gut im Leben zurechtkämen (Singer und Brähler
2007, 19-20; Antonovsky 1997, 72-74). So entstand schließlich ein 29 Items
umfassendes Selbsterhebungsinstrument, das sich durchgehend siebenstufi-
ger Ratingskalen bedient, welche sich jedoch „(...) in ihrer formalen Struktur
zum Teil beträchtlich unterscheiden" (Singer und Brähler 2007, 20), was
schließlich einen der Kritikpunkte am Instrument darstellt (Gräser 2003 in Bauer
et al. 2015, 23; Geyer 2010, 73). Obgleich die in Kritik geratenen Aspekte von
Antonovskys SOC-Skala von inzwischen erheblichem Umfang sind (Eriksson
und Mittelmark 2017, 101; Bachem und Maercker 2018, 207-208; Geyer 2010,
71), fand und findet das Instrument Anwendung in einer Vielzahl empirischer
Studien und wurde häufig, insbesondere in Hinblick auf Sprache und Umfang,
adaptiert (Eriksson und Mittelmark 2017, 100; Singer und Brähler 2007, 24-29).
Während sich für die Reliabilität in Form der internen Konsistenz in der großen
Mehrzahl der Studien gute Werte zeigen (Eriksson und Mittelmark 2017, 101),
sind beispielsweise Studienergebnisse zur dimensionalen Struktur des Instruments uneinheitlich (Eriksson und Mittelmark 2017, 99; Singer und Brähler
2007, 43-44). Die Kritik an der ursprünglichen Skala berücksichtigend, entstand
in jüngerer Zeit eine revidierte Version der Sense of Coherence Scale (Bachem
und Maercker 2018). Die Ergebnisse der ersten Validierung sowie einer umfangreichen Evaluationsstudie legen nahe, dass es der Neukonstruktion gelun-
gen ist, wesentliche Probleme von Antonovskys Instrument zu beseitigen. So
konnte durch Faktorenanalyse die dreidimensionale Struktur des Konstrukts
dargelegt werden und die, im Original-Instrument als zu hoch kritisierten, Korrelationen mit Kriteriumsvariablen (Geyer 2010, 74) zeigen sich bei Überprüfung
der diskriminanten Validität deutlich geringer (Thoma et al. 2018, 7-8; Bachem
und Maercker 2018, 209-212). Zur Messung des globalen SOC liegt somit ein
umfangreiches Sortiment nutzbarer Instrumente vor, die sich dadurch auszeichnen, dass sie entweder schon vielfach angewendet wurden und folglich umfassende Vergleichswerte vorliegen (SOC-29; SOC-13) (bspw. Eriksson und Mit-

telmark 2017, 98), dass sie schnell auszufüllen sind (SOC-L9) (Singer und Brähler 2007, 28-29), (,3-Item-SOC-Skala') (Lundberg und Nyström Peck 1995) oder
dass sie psychometrische Unzulänglichkeiten des Originals zu überwinden ver-
mögen (SOC-R) (Bachem und Maercker 2018). *Abschnitt 2.2.3.* begründet, warum für diese Arbeit eine Definition des arbeitsbezogenen SOC maßgeblich ist.
Folglich ist es angemessen, ein Instrument einzusetzen, welches das arbeits-
spezifische Kohärenzgefühl im Sinne von Bauer et al. (2015) fokussiert. Zur
Messung des Work-SOC liegen im deutschsprachigen Raum zwei Instrumente
vor, die sich in Umfang und psychometrischer Güte für einen Einsatz im Rahmen dieser Masterarbeit eignen. Der Fragebogen von Eberz, Becker, und Antoni ist mit 15 Items und unterschiedlichen ,Fragetexten' für jedes Item (2011,
121) etwas umfangreicher als der sehr kompakte Bogen von Bauer et al., der
neun Items mit unterschiedlich verbalisierten Polen unter der gleichen Fragestellung umfasst (2015, 23). Eberz, Becker und Antoni zeigen sich in Ihrer Studie mit 93 Pfarrsekretärinnen mit den psychometrischen Eigenschaften ihrer
Skala zufrieden (2011, 125-126), allerdings konnte keine Studie recherchiert
werden, welche das Instrument mit einer anderen und gegebenenfalls größeren
Stichprobe validiert. Die W-SOC-Skala von Bauer et al. deutet bei einer konfirmatorischen Faktorenanalyse zur Überprüfung der Konstruktvalidität ebenfalls
auf eine dreidimensionale Struktur des Konstrukts (Vogt, Jenny, und Bauer
2013, 4). Die interne Konsistenz der Gesamtskala ist mit $\alpha = 0{,}83$ (Bauer et al.
2015, 24-26), je nach Perspektive, als mittel (Fisseni 2004, 80) beziehungsweise hoch anzusehen (Eriksson und Mittelmark 2017, 101; Kuckartz et al.
2013, 247). Darüber hinaus konnte eine inkrementelle Validität dieser Skala bei
der Prädiktion von Arbeitsengagement und berufsbedingter Erschöpfung gegenüber der Messung des globalen SOC nachgewiesen werden (Van der Westhuizen 2018, 5). Neben der umfangreicheren Testung und der größeren ökono-
mischen Güte des Instruments von Bauer et al. gegenüber dem von Eberz, Becker, und Antoni, geben insbesondere die den Instrumenten zugrundeliegenden
Konzeptualisierungen von arbeitsbedingtem Kohärenzgefühl den Ausschlag für
eine Auswahlentscheidung. So orientiert sich diese Arbeit aus bestimmten
Gründen, es sei erneut auf *Abschnitt 2.2.3.* verwiesen, an der Work-SOC-Defi-
nition von Bauer et al. (2015, 22 in Anlehnung an Vogt, Jenny, und Bauer 2013).
Folglich ist zu erwarten, dass das von dieser Autor*innengruppe entwickelte

Messinstrument passgenauer deren Verständnis des Work-SOC abbildet als die Skala von Eberz, Becker und Antoni, welche auf einer anderen Definition beruht (2011, 117).

Teil des Onlinefragebogens ist dementsprechend die aus neun Items bestehende W-SOC-Skala nach Bauer et al. (siehe *Anhang A3*), an welcher keine Anpassungen notwendig sind, da sie nicht spezifisch auf eine Zielgruppe zugeschnitten ist. Im nächsten Abschnitt dieser Arbeit wird deutlich, dass sich die Zielgruppenspezifität bei der Messung des Moralischen Disstress wesentlich anders darstellt und welche Herausforderungen hieraus erwachsen.

3.2.4. Erhebung des Moralischen Disstress

Als drittes zentrales Element dieser Forschungsarbeit ist der empfundene Moralische Disstress der Zielgruppe zu erheben. *Unterkapitel 2.3.* sind die entsprechenden Vorüberlegungen auf Literaturbasis nebst der zugrundeliegenden Arbeitsdefinition (*Abschnitt 2.3.4.*) zu entnehmen. Die Frage, die es nun zu beantworten gilt, ist, wie dieses Verständnis von Moralischem Disstress[20] für eine Messung zu operationalisieren ist. Eine Recherche ergab, dass validierte Instrumente zur Erhebung von Moralischem Stress bei Pflegefachkräften, sowohl in komplexerer Form als Multi-Item-Skala (Kleinknecht-Dolf et al. 2017) wie auch als Single-Item-Skala (Monteverde 2016), in deutscher Sprache vorliegen. Ausgangspunkt beider Instrumente ist die, aus mehreren Items bestehende, Moral Distress Scale (MDS) von Corley et al. (2001), welcher eine Weiterentwicklung auf zwei unterschiedlichen Pfaden zuteilwurde. Einerseits erfolgte auf dieser Basis die Entwicklung des Moral Distress Thermometers (MDT) als einfaches, schnell ausfüllbares Instrument zur Messung von Moral Distress bei Pflegepraktikern im klinischen Setting (Wocial und Weaver 2013, 167-168), andererseits eine Weiterentwicklung des komplexen Multi-Item-Instruments als Moral Distress Scale-Revised (MDS-R) (Hamric, Borchers, und Epstein 2012). Das MDT erfuhr eine Übersetzung in die deutsche Sprache mit anschließender Testung durch Monteverde (2016, 109), während das MDS-R von Kleinknecht-Dolf et al.

---

[20] Als eine negative psychische und/oder physische Reaktion auf unlösbare ethische Probleme in der Berufspraxis, wie externe oder interne Hindernisse, die das Handeln gemäß der eigenen Werte verhindern, ethische Dilemmata, ethische Unsicherheiten oder Kombinationen dieser Faktoren (siehe Abschnitt 2.3.4.).

in einem mehrstufigen Mixed-Methods Vorgehen an das schweizerische System und die deutsche Sprache angepasst und umfangreich validiert wurde
(2017, 252-256). Obgleich also deutschsprachige Instrumente existieren, ist deren Anwendung
auf die hier zu beforschende Zielgruppe der Auszubildenden in Baden-Württemberg nicht ohne weiteres möglich. Für beide Instrumente besteht das Problem,
dass ihnen eine Konzeptualisierung von Moralischem (Dis-)Stress im Sinne
Jametons als Moral-Constraint Distress zugrunde liegt (Kleinknecht-Dolf et al.
2017, 251; Wocial und Weaver 2013, 169). Ethische Dilemmata und Unsicherheiten werden somit theoretisch nicht bei der Messung berücksichtigt, wenngleich Monteverde sich in der Publikation zur Anwendung der MDT im deutschsprachigen Raum auch auf die Definition von Fourie (2015, 97) beruft, die moralische Konflikte beziehungsweise Dilemmata beinhaltet (Monteverde 2016,
107). Das Problem der Konzeptualisierung wäre beim MDT ohnehin eher zu
überwinden, da sich die Definition von Moralischem Disstress nur bei den Hinweisen zum Ausfüllen wiederfindet und das MDT grundsätzlich nach dem empfundenen Moralischen Stress in den letzten zwei[21] Wochen fragt (Wocial und
Weaver 2013, 169). Eine Anpassung der Definition im einleitenden Text des
Instruments könnte also genügen. Problematischer ist die Festlegung des relevanten Zeitraums von zwei[21] Wochen, da sich die Auszubildenden nur zu etwas
mehr als der Hälfte ihrer Ausbildungszeit in Praxisphasen befinden. Bedenkt
man, dass zwei[21] Wochen des Praxiseinsatzes bereits verstrichen sein müssen,
um eine Einschätzung entsprechend der Instruktionen abzugeben, grenzt dies
den Anteil der möglichen Proband*innen stark ein. Darüber hinaus sind durch
das eindimensionale MDT wenig inhaltliche Erkenntnisse zur Schwere der Belastung bei verschiedenen Arten von Moralischem Disstress möglich.
Die Herausforderungen bei der Adaption des ,Fragebogen berufsethisches Verhalten und moralischer Stress (Version 2)' stellen sich weitaus größer dar. Das
Instrument ist so aufgebaut, dass es verschiedene klinische Situationen, als potentiell Moralischen Stress auslösend, aufführt, welche literaturbasiert und in

---

[21] In der finalen Version des MDT, welches online verfügbar ist, ist der Zeitraum auf eine Woche verkürzt (Charles Warren Fairbanks Center for Medical Ethics, o.J.). Dieses Vorgehen
wird auch für das hier entstehende Instrument übernommen.

Fokusgruppen von schweizer Pflegefachkräften identifiziert wurden (Klein-knecht-Dolf et al. 2017, 253-255). Da weder das schweizerische Pflegesystem mit dem deutschen noch die typischen Herausforderungen von examinierten Fachkräften und Auszubildenden und, wie bereits erwähnt, auch nicht die zu-grundeliegende Arbeitsdefinition von Moralischem (Dis-)Stress identisch sind, ist eine Anwendung des aufwendig erstellten Fragebogens von Kleinknecht-Dolf et al. für diese Arbeit nicht angebracht. Die grundsätzliche Struktur des Instru-ments, welche die Häufigkeit bestimmter Situationen und die durch solche aus-gelöste Belastung erfragt, dient jedoch als Gerüst für die Erstellung eines In-struments, das zur Einschätzung des Moralischen Disstress bei Auszubilden-den genutzt werden soll. Wenngleich etablierte Verfahren angewendet werden, um die Güte dieses neu erstellten Instruments zu fördern und zu überprüfen, soll der Begriff des ‚Messens' vermieden und die erhaltenen Werte als Grund-lage einer Einschätzung des Moralischen Disstress verstanden werden. Weit-reichendere und eine Verwendung des Begriffs ‚Messung' legitimierende Vali-dierungs- und Anpassungsprozesse könnten Inhalt aufbauender Forschung sein.

Es konnten keine, mit Hilfe wissenschaftlicher Methoden gewonnenen, Erkennt-nisse zu spezifischen klinischen Situationen, die Moralischen Disstress bei Aus-zubildenden in Deutschland auslösen, recherchiert werden. Da darüber hinaus die externe Validität solcher Situationsschilderungen, auch im Falle ihres Vor-handenseins, zumindest zu reflektieren wäre, wird primär von der Nennung kon-kreter Situationen abgesehen und stattdessen ein höherer Abstraktionsgrad bei der Formulierung gewählt. Die Inhalte der einzelnen Items werden literaturge-stützt ausgewählt und können theoretisch den Bereichen Moral-Constraint Dis-tress, Moral-Dilemma Distress und Moral-Uncertainty Distress zugeordnet wer-den[22]. Da grundsätzlich jedoch empfohlen wird, Items an möglichst konkreten Situationen zu orientieren (Kallus 2016, 67; Jonkisz, Moosbrugger, und Brandt 2012, 63), werden solche als zusätzlich aufrufbare Beispiele angeboten (in An-lehnung an Lenzner und Menold 2015, 3). Die einzelnen Items sind also so auf-gebaut, dass ein eher abstrakt formulierter möglicher Auslöser von Moralischem Disstress genannt wird, beispielsweise ‚wegen der Rahmenbedingungen kann

---

[22] Inwieweit diese theoretische Annahme sich test-theoretisch abbilden lässt, soll eine Fakto-renanalyse klären (siehe *Abschnitt 4.1.2.*)

ich Patienten nicht richtig versorgen'[23]. Bei Bedarf öffnet sich durch Klicken oder Berühren des darunter stehenden Wortes ‚Beispiele' ein Feld, in dem konkrete Situationen genannt werden, welche für diese Art der Auslöser exemplarisch sind. So zum Beispiel: ‚Ich kann wegen des Zeitdrucks nicht mit einem Patienten reden, obwohl ich merke, dass er das Bedürfnis hätte'. Daraufhin folgen die eigentlichen Fragen, ‚wie oft erleben Sie das?' und ‚wie sehr belasten Sie solche Situationen?' (in Anlehnung an Kleinknecht-Dolf et al. 2017).

Die Häufigkeit wird ordinalskaliert, vollverbalisiert auf sieben Stufen von ‚nie' bis ‚mehrmals pro Schicht' erhoben. Da erwartet wird, dass ein erheblicher Anteil der Teilnehmerinnen und Teilnehmer den Fragebogen auf einem mobilen Endgerät ausfüllen wird, wurde diesem Aspekt bei der Gestaltung der Frageitems Rechnung getragen. Daher erfolgt die Auswahl der Häufigkeit über ein platzsparendes Dropdown-Menü, das auch auf kleineren Displays gut bearbeitet werden kann. Nachteil ist, dass ein Klick mehr erforderlich ist und die Bearbeitungsdauer somit mutmaßlich ansteigt. Die Erhebung der Belastung erfolgt intervallskaliert mit Hilfe einer endpunktverbalisierten visuellen Analogskala, auf welcher zwischen den Polen ‚keine Belastung' und ‚größte Belastung' stufenlos[24] von null bis 100 % eine Position gewählt werden kann. Eine solch feine Abstufung der Antwortkategorien kann sich positiv auf die test-theoretische Güte einer Skala auswirken, bringt aber auch Nachteile mit sich (Menold und Bogner 2015, 2). Daher ist zusätzlich eine Faces-Rating-Skala ergänzt, da rein endpunktverbalisierte und/oder sehr feingliedrige Skalen Schwierigkeiten bei der genauen Festlegung hervorrufen und somit der Reliabilität abträglich sein können (Menold und Bogner 2015, 2-3). Für die Belastungsskala wird außerdem eine Ausweich-Option ‚nie erlebt', für all jene Teilnehmenden ergänzt, die bei der Häufigkeit ‚nie' angeben.

Im Wesentlichen basiert die Gestaltung der Skala auf den Veröffentlichungen von Kleinknecht-Dolf et al. (2017) und Buchberger et al. (2019). Auf die Arbeit

---

[23] Aufmerksamen Leserinnen und Lesern mag aufgefallen sein, dass an dieser Stelle, im Gegensatz zur restlichen Arbeit, keine geschlechtersensible Schreibweise Anwendung findet. Die soll einer möglichst einfachen und klaren Verständlichkeit der Frageitems dienen, welche notwendige Voraussetzung eines validen Erhebungsinstruments ist (Porst 2014, 20).
[24] Der Begriff ‚stufenlos' ist faktisch nicht korrekt, da es insgesamt 100 Stufen gibt, welche beim Ausfüllen des Schiebereglers allerdings aufgrund ihrer hohen Zahl nicht zu merken sind.

erstgenannter Autor*innengruppe wurde bereits hingewiesen. Von dieser ist insbesondere die Aufteilung in eine Messung von Häufigkeit und Belastung grundlegend für die vorliegende Arbeit. Auch die auswählbaren Häufigkeiten sowie die Instruktionen zum Ausfüllen sind stark an Kleinknecht-Dolf et al. orientiert. Buchberger et al. beeinflussen mit ihrer Publikation „Selbsteinschätzung von psychischem Stress mittels Single-Item-Skala" (2019, 24) die Gestaltung der Belastungsskala. Die Kombination aus visueller Analogskala und Faces-Rating-Skala ermöglicht eine theoretisch stufenlose Generierung metrischer Daten mit inhaltlich zu bestimmendem Null-Wert (gar keine Belastung) und bietet durch die visuelle Darstellung der Gesichter trotzdem Orientierung, in welchem Bereich der Skala man sich bewegt[25]. Die Vorteile intervallskalierter Daten zeigen sich insbesondere bei den Möglichkeiten der späteren Datenauswertung (Buchberger et al. 2019, 26; Porst 2014, 75-76; Raab-Steiner und Banesch 2012, 29-30), weshalb dieses Skalenniveau auch anzustreben ist (Kallus 2016, 76). Eine erste Validierung der Perkhofer Stress Scale wird in der Pilotstudie als vielversprechend beschrieben, es zeigen sich hochsignifikante (p<0,001), starke Korrelationen (r=0,614 bis r=0,805) mit den Ergebnissen eines etablierten Verfahrens zur Angst-Messung (STAI-State) (Buchberger et al. 2019, 27).

Der Einleitende Text mit Anweisungen zum Ausfüllen orientiert sich grob an den Formulierungen von Kleinknecht-Dolf et al. (2017) und ist den vorgenommenen Änderungen am Fragebogen entsprechend adaptiert und nach dem Pretest nochmals deutlich gekürzt. Alle Textpassagen, Items und Beispiele sind unter Berücksichtigung gängiger Empfehlungen formuliert (Kallus 2016, 59-66; Mummendey und Grau 2014, 67; Porst 2014, 99-100; Raab-Steiner und Benesch 2012, 53-45).

Im Folgenden werden die zehn Items der Multi-Item-Skala genannt, kurz begründet und theoriebasiert den Dimensionen Moral-Constraint, Moral-Dilemma oder Moral-Uncertainty zugeordnet. Inwieweit diese Zuordnung empirisch haltbar ist, soll auf Grundlage der erhobenen Daten durch eine Faktorenanalyse überprüft werden.

---

[25] Auch die Autor*innen-Gruppe um Kleinknecht-Dolf ergänzt in der zweiten Version ihres Instruments, auf Grundlage von Rückmeldungen aus den Fokusgruppen, Smileys über den numerischen Ankern ihrer Belastungsskalen (Kleinknecht-Dolf et al. 2017, 259).

1. Wegen Anweisungen anderer Personen kann ich Patienten nicht so gut wie möglich versorgen.

Dieses Item ist dem klassischen Moral-Constraint-Distress in der Tradition Jametons zuzuordnen, wie ihn beispielsweise Hamric, Borchers, und Epstein als „external constraint" (2012, 2) nennen. Auch im Fragebogen von Kleinknecht-Dolf et al. findet sich ein vergleichbares Item an erster Stelle (2017, 258). Es wird erwartet, dass „Hierarchies within healthcare system" (Hamric, Borchers, und Epstein 2012, 2) für Auszubildende von besonderer Bedeutung sind, da sie auch innerhalb ihrer Berufsgruppe in aller Regel einen niedrigen ‚Rang' haben. Da theoretisch eine Verweigerung gegenüber Anweisungen denkbar wäre, ist diesem Item, trotz recht klarer Zuordnung zu Moral-Constraint Distress, auch ein ethisches Dilemma immanent.

2. Wegen der Rahmenbedingungen kann ich Patienten nicht richtig versorgen.

Das zweite Item beschreibt ebenfalls Moral-Constraint-Distress. Dieses Item lässt sich direkt auf Jametons ursprüngliche Definition beziehen: „Moral distress arises when one knows the right thing to do, but institutional constraints make it nearly impossible to pursue the right course of action." (Jameton 1984, 6). Bei Kleinknecht-Dolf et al. finden sich passende Situationen in den Items 6, 8 und 9 (2017, 258).

3. Wegen anderer Personen muss ich mit Patienten oder Angehörigen etwas machen, das ich falsch finde.

Während das erste Item die Unmöglichkeit der bestmöglichen Versorgung beschreibt, geht es in diesem Item um die aktive Aufforderung zu, aus Sicht der oder des Auszubildenden, unethischem Handeln. Auch dieses Item wäre primär Contstraint-Moral-Distress zuzuordnen und findet sich bei Hamric, Borchers, und Epstein in verschiedenen Facetten von klinischen Situationen oder inneren Einschränkungen wieder (2012, 2). Die Entsprechung bei Kleinknecht-Dolf et al. wäre in deren dritten Item zu sehen (2017, 258). Auch hier ist die Ablehnung der Handlung, zumindest theoretisch, möglich, wodurch auch diesem Item ein implizites Dilemma innewohnt.

4. Ich muss selbstständig Patienten versorgen, die ich alleine nicht gut versorgen kann.

Ebenfalls ein Item, bei dem eine besondere Bedeutung bei Auszubildenden erwartet wird. Bei Kleinknecht-Dolf et al. findet sich dieses Item in ähnlicher Weise „Be required to care for patients I don't feel qualified to care for." (2017, 258) Die dimensionale Zuordnung ist uneindeutig, da „internal constraints" (Hamric 2012, 2) wie mangelnde Kompetenzen oder Selbstsicherheit einer Rolle spielen, implizit aber auch ein ethisches Dilemma in der Situation zu erwarten ist. Denn wie im ersten und dritten Item, stehen sich der Wille zur Kooperation oder Loyalität und die Fürsorge unvereinbar gegenüberstehen. Darüber hinaus führt die Verweigerung in diesem Fall auch zu einem Dilemma, da zwei Facetten von Fürsorge konfligieren.

5. Andere Mitarbeiter verhalten sich schlecht und ich kann nichts dagegen machen.

Gleich drei Items (2, 4, 7) von Kleinknecht-Dolf et al. lassen sich hier zuordnen (2017, 289). Bei Hamric, Borchers, und Epstein findet sich „Tolerance of disruptive and abusive behaviour" (2012, 2) unter den externen Einschränkungen und folglich wäre dieses Item dem Moral-Constraint Distress zuzuordnen.

6. Um Patienten richtig zu versorgen, muss ich Dinge machen, die ich eigentlich nicht gut finde.

Dieses Item stellt ein typisches ethisches Dilemma dar, verlässt, aus den in 2.3.4. genannten Gründen, erstmals die ursprüngliche Konzeption von Moralischem Disstress und findet sich folglich weder bei Hamric, Borchers, und Epstein noch bei Kleinknecht-Dolf et al.. Das Item orientiert sich grob am Beispiel eines ethischen Dilemmas bei Campbell, Ulrich und Grady (2018, 65). Im Gegensatz zu den Items 1, 3 und 4, die implizit auch Dilemmata beinhalten, bezieht es sich rein auf die pflegerische Beziehung zwischen Auszubildenden und Pflegeempfangenden.

7. Um meine eigenen Bedürfnisse zu sichern, muss ich Dinge machen, die ich eigentlich nicht gut finde.

Das siebte Item ist ebenfalls Moral-Dilemma Distress zuzuordnen und findet Einzug in das Instrument, um abzubilden, dass auch Werte, die das eigene Wohl betreffen, Werten des Patient*innen-Wohls unvereinbar gegenüber stehen können. Dies scheint besonders für Auszubildende wichtig zu sein, da diese potentiell Sanktionierungsmechanismen, wie schlechten Bewertungen, durch examinierte Kräfte unterworfen sind. Selbstfürsorge trifft also auf Fremdfürsorge und kann ein ethisches Dilemma auslösen. Somit wird hier das ethische Dilemma expliziert, das insbesondere im ersten und dritten Item mitschwingt.

8. Ich fühle mich bei dem, was ich mache, schlecht, obwohl es fachlich richtig ist.

Hier finden sich Charakteristika aller drei Dimensionen. Moral-Constraint Distress, da fachliche Richtigkeit für Auszubildende einerseits extern vorgeben wird, andererseits gegebenenfalls fachlich rechtfertigbare Handlungsalternativen unbekannt sind. Zweiteres nennen Hamric, Borchers, und Epstein als „internal constraints" (2012, 1). Im Zwiespalt zwischen dem Wunsch fachlich richtig zu handeln und den Werten, die in der Folge kompromittiert werden müssen, offenbart sich das ethische Dilemma. In der eher diffusen Formulierung äußert sich schließlich Moral-Uncertainty Distress. Die negative Folge des Moralischen Disstress wird wahrgenommen, die Problematik ist aber schwer greifbar, da ja ‚richtig' gearbeitet wurde.

9. Ich habe das Gefühl, manchen Patienten nicht gerecht zu werden, ohne wirklich sagen zu können, warum.

Dieses Item drückt Moral-Uncertainty Distress aus. Zurückgehend auf Jameton (1984,6) beschreiben Kälvemark et al. diese Unsicherheit so: „Moral uncertainty, arising when one is unsure whether there is an ethical dilemma or not, or, if one assumes there is, one is unsure what principles or values apply in the ethical conflict." (2004, 1077).

10. Ich weiß nicht, welche Handlung die beste für den Patienten ist.

Auch das letzte Item ist der Dimension der ethischen Ungewissheit zuzuordnen, wie sie Fourie beschreibt (2015, 94). Die Unsicherheit bezieht sich hier auf die beste Handlungsalternative aus ethischer Sicht.

Jedes der Items wird im Fragebogen durch drei konkrete Beispiele für die Auszubildenden verständlicher gemacht.

Neben der nun ausführlich beschriebenen, auf der MDS-R basierenden, jedoch stark veränderten, Multi-Item-Skala wird auch das MDT in der Übersetzung von Monteverde (2016) in die Untersuchung einbezogen, um Informationen durch ein bereits validiertes Instrument erheben zu können. Dies sollte zum einen der ersten Validierung der neuen Erhebungsmethode dienen, zum anderen werden dadurch intervallskalierte Daten über die Gesamtausprägung des Moralischen Disstresses der Zielgruppe verfügbar. Um der oben beschriebenen Problematik des Zeitbezugs zu begegnen, wird das MDT, mit dem originalen Zeitbezug auf die vergangene Woche, über einen Filter nur jenen Auszubildenden vorgelegt, die sich seit mindestens sieben Tagen im Praxiseinsatz befinden (MDT-Aktuell). Zusätzlich wird allen Teilnehmenden noch eine angepasste Version des MDT vorgelegt, welche nach der Belastung durch Moralischen Disstress in den Praxisphasen der gesamten Ausbildung fragt (MDT-Gesamt). Kallus argumentiert nachvollziehbar, dass ein Vergleich zwischen unterschiedlichen Zeitintervallen wenig sinnvoll ist (2016, 65). Zweifellos ist das Gesamtaufkommen zwischen den verschiedenen Zeitbezügen nicht vergleichbar, es ist jedoch plausibel anzunehmen, dass Personen mit einer grundlegend höheren Disposition, ethische Probleme als belastend zu empfinden, beispielsweise aufgrund ausgeprägter ethischer Sensibilität, in beiden Zeiträumen höhere Werte angeben. Um der bereits erwähnten unterschiedlichen Konzeptualisierung von Moralischem Disstress bei Wocial und Weaver (2013) beziehungsweise Monteverde (2016) und der hier vorliegenden Arbeit gerecht zu werden, wird die Anleitung zum Ausfüllen entsprechend angepasst.

Obgleich die hier entwickelte Skala zur Erfassung von Moralischem Disstress nicht den Anspruch erhebt, die Gesamtbelastung durch Moralischen Distress als Score adäquat abbilden zu können, so versteht sie sich doch als mögliche Grundlegung einer Weiterentwicklung und die Güte ihrer einzelnen Items soll

gesichert und überprüft werden. Um dies zu gewährleisten werden im Forschungsprozess verschiedene Maßnahmen ergriffen.

Um die inhaltliche Validität der Items zu sichern, ist jede der abstrakten Situationen theoretisch fundiert und basiert auf einer klar formulierten Arbeitsdefinition
(siehe *Abschnitt 2.3.4.*). Darüber hinaus wird die inhaltliche Passung von Fragen und zugrundeliegendem Konstrukt durch den Einbezug von Expert*innen
unterstützt. Hierzu gehören auch die Entwicklung der konkreten Beispiele und
die Überprüfung der Augenscheinvalidität durch Auszubildende. (in Anlehnung
an Moosbrugger und Kelava 2012, 15; Bühner 2011, 62) Nach Erhebung der
Daten können Rückschlüsse auf Kriteriums- und Konstruktvalidität des Frage-
komplexes gezogen werden. Während die konkurrente Kriteriumsvalidität durch
(Rang-)Korrelation mit der Häufigkeit der Gedanken an den Berufsausstieg beurteilt wird[26] (in Anlehnung an Kallus 2016, 123; Moosbrugger und Kelava 2012,
18; Bühner 2011, 63), soll die konvergente Konstruktvalidität durch Abgleich der
entsprechenden Daten mit dem MDT-Aktuell-Ergebnis geprüft werden. Zudem
soll die in *Kapitel 2.3.* hergeleitete und in den Items abgebildete Struktur von
Moralischem Disstress in die drei Dimensionen ‚Moral-Constraint Disstress‘, ‚Moral-Dilemma Disstress‘ und ‚Moral-Uncertainty Disstress‘ durch eine Faktorenanalyse überprüft werden (in Anlehnung an Moosbrugger und Kelava 2012, 17;
Bühner 2011, 63-64).

Die Überprüfung der Reliabilität erfolgt über die Messung der internen Konsistenz per Cronbachs-α-Koeffizient (in Anlehnung an Moosbrugger und Kelava
2012, 13; Bühner 2011, 166).

Durchführungs- und Auswertungsobjektivität sollen durch die Formulierung klarer Instruktionen und der ausschließlichen Verwendung geschlossener Fragen
gesichert werden. Die Interpretationsobjektivität ist aufgrund des Mangels von
vorbestehenden Erhebungen hingegen nicht gänzlich zu gewährleisten (in Anlehnung an Moosbrugger und Kevala 2012, 9-10; Bühner 2011, 59-60;
Rammstedt 2004, 24).

Es werden somit verschiedene Maßnahmen ergriffen, um die Güte der verwendeten Items zu sichern und zu überprüfen. Zugleich kann der Prozess als ein
erster Schritt der Validierung eines potentiellen Instruments zur Messung von

---

[26] Zum Zusammenhang zwischen Moral Distress und Berufsausstieg siehe *Abschnitt 2.4.1.*.

Moralischem Disstress bei Auszubildenden in der Pflege verstanden werden, da die grundsätzlichen Mindestanforderungen für die Validierung von Multi-Item-Skalen berücksichtigt werden (Rammstedt 20014, 24). Der Fragenkomplex zum Moralischen Disstress kann jedoch zum jetzigen Zeitpunkt nicht den Anspruch stellen, Moral Distress zu ‚messen'. Lediglich ein Anhalt für die empfundene Belastung durch ethische Probleme in der Praxis kann anhand eines Summenscores der Items zur Belastung dargestellt werden.

Die Bildung eines Summenscores aus den Produkten von Häufigkeit und Intensität der Belastung, wie in einigen Publikationen geschehen, darf nicht stattfinden, da die empfundene Belastung bereits durch die Häufigkeit beeinflusst wird[27] und anzunehmen ist, dass einzelne Items unterschiedlich ‚schwierig' sind (Kleinknecht-Dolf et al. 2017, 263). Eine Analyse auf Grundlage der Item-Response-Theorie könnte zukünftig die Bildung eines intervallskalierten Gesamtscores für die Belastung durch Moralischen Disstress der einzelnen Proband*innen ermöglichen (in Anlehnung an Kleinknecht-Dolf et al 2017, 263).

Die Erhebung des Moralischen Disstresses stellt also eine besondere Herausforderung dieser Arbeit dar. Im Angesicht der Notwendigkeit einer quantitativen Annäherung an Moralischen Disstress in der deutschen Pflege(-ausbildung) soll das entstandene Instrument auch als Diskussions- und Forschungsgrundlage verstanden werden. Eine visuelle Darstellung des gesamten Fragenkomplexes findet sich in *Anhang A3.*.

3.2.5. Weitere erhobene Parameter

Neben den drei zentralen interessierenden Phänomenen dieser Forschungsarbeit werden weitere Informationen über die Teilnehmerinnen und Teilnehmer erhoben. Dies betrifft zunächst Fragen zu ihrer Ausbildung. Von Interesse ist hierbei die Art der Ausbildung, um gegebenenfalls bestehende Unterschiede zwischen den Ausbildungsarten erfassen zu können, und der derzeitige Ausbildungsstand, der über eine Abfrage des Ausbildungsbeginns erhoben wird. Während sich für die Ausbildungsart naheliegender Weise nominale Daten ergeben, wird der Ausbildungsstand ordinalskaliert erfasst (Herbst 2014 - Frühjahr 2015 - Herbst 2015 - … - Frühjahr 2019). Es schließen sich ja/nein-Filterfragen

---

[27] Dies zeigt sich auch in der vorliegenden Arbeit, wie *Abschnitt 4.1.2.* zu entnehmen ist.

zu bisherigen Praxiseinsätzen (≥ vier Wochen) und aktuellem Praxiseinsatz (≥ sieben Tage) an. Wurde im Rahmen der Ausbildung noch keine mindestens 4-wöchige Praxisphase absolviert, so entfallen die Fragen zu Work-SOC und Moralischem Disstress, da hier keine adäquaten Antworten erwartet werden können. Ein aktueller Praxiseinsatz seit mindestens sieben Tagen muss vorliegen, um im weiteren Verlauf des Fragebogens das ‚original' MDT nach Wocial und Weaver (2013), in der Übersetzung von Monteverde (2016), angezeigt zu bekommen, da der hier abgefragte Zeitraum eine Woche beträgt. Nach der Frage, ob ein duales Pflegestudium absolviert wird (ja/nein), folgt eine Frage nach den durch die Ausbildung angestrebten Zielen. Zur Auswahl stehen „danach in einem Pflegeberuf arbeiten", „Wartezeit auf einen Studienplatz überbrücken", „danach ein Pflegestudium absolvieren" oder „ein anderes Ziel". Die Reihenfolge der ersten drei Antwortmöglichkeiten ist randomisiert, um Reihenfolgeeffekte zu vermeiden. Bei Berührung dieser drei Felder finden sich Beispiele, was unter der jeweiligen Antwort konkret zu verstehen ist. Diese Frage wird als bedeutsam angesehen, da der erwartete Berufsverbleib von Auszubildenden, die eine Ausbildung als Überbrückung der Wartezeit auf einen Studienplatz (bspw. Medizin) ansehen, keine Aussagekraft in Hinblick auf manche Fragestellungen dieser Arbeit hat. Auch rein deskriptiv ist der Anteil der Auszubildenden relevant, die ihre Ausbildung auch mit der Absicht begonnen haben, als Pflegekraft zu arbeiten.

Den ausbildungsspezifischen Fragen schließt sich die Erhebung des Work-SOC an, welchem die Erhebungen des Moralischen Disstresses und die des Berufsverbleibs folgen. Danach werden die soziodemografischen Daten ‚Alter', ‚Geschlecht' und ‚Schulabschluss' erhoben, bevor die Frage, ob bereits eine andere Ausbildung oder Studium abgeschlossen wurde, den Frageteil des Bogens abschließt. Zum Ende wird nochmals die Zustimmung zur Nutzung der erhobenen Daten explizit abgefragt.

Der gesamte Fragebogen ist in *Anhang A3* einsehbar. Es gilt bei seiner Ansicht zu bedenken, dass das eigesetzte Instrument im Original farbig ist, während im Anhang lediglich eine Darstellung in Graustufen zu betrachten ist.

3.3. Pretest des Erhebungsinstruments

Zur Testung des Fragebogens auf Verständlichkeit, Anwender*innenfreundlich-keit und technische Funktionstüchtigkeit wurde ein Standardbeobachtungspre-test durchgeführt, der sich gegenüber der Empfehlungen von Porst insofern ab-grenzt, dass die Probandinnen und Probanden von vornherein über seinen Testcharakter informiert wurden (Porst 2014, 191). Dies mag dem Erkenntnis-gewinn gegebenenfalls abträglich gewesen sein, die Transparenz erschien dem Autor unter forschungsethischen Gesichtspunkten jedoch dringend geboten. Getestet wurde in einer 15 Auszubildende umfassenden Klasse im zweiten Lehrjahr der Gesundheits- und Krankenpflegeausbildung. Da zudem zwei Schü-ler*innen der Klasse nicht anwesend waren, wurde die von Porst empfohlene Anzahl von Testpersonen (20-50 Personen) deutlich unterschritten (2014, 191). Als positiv ist hingegen die in diesem Kurs herrschende Heterogenität von Alter, Sprachniveau und Bildungsabschlüssen zu sehen, sodass verschiedene Per-spektiven beleuchtet werden konnten. Um möglichst realistische Informationen über die Ausfülldauer zu erhalten und trotzdem Raum für anonyme Rückmel-dungen zu geben, wurde die Klasse in zwei Gruppen unterteilt. Eine Gruppe sollte den Bogen so ausfüllen, wie sie es ‚normal' machen würde, die zweite Gruppe war angehalten, anonyme Rückmeldungen auf den jeweiligen Seiten des Fragebogens zu geben. Nachdem alle Proband*innen die Befragung abge-schlossen hatten, wurde der gesamte Bogen gemeinsam durchgegangen und um Rückmeldungen im Allgemeinen und zu spezifischen Fragen gebeten. *An-hang A2* stellt wesentliche Rückmeldungen und gegebenenfalls entsprechende Veränderungen am Bogen nach dem Pretest dar. Alle Auszubildenden haben den Bogen auf ihrem Smartphone ausgefüllt.

3.4. Darstellung und Reflexion der Erhebungsphase

Die Phase der Datenerhebung erstreckte sich über 44 Tage und begann am 9. Mai 2019 mit dem Versenden einer Serienmail an die Leitungen aller, auf einer Liste der entsprechenden Regierungspräsidien aufgeführten, Gesundheits- und (Kinder-) Krankenpflegeschulen in Baden-Württemberg. Am 24. Mai wurden auf dem Postweg Plakate (siehe *Anhang A4*) und ein Anschreiben mit der Bitte um

Unterstützung an die Schulen verschickt. Am 4. Juni folgte eine zweite Serienmail als Erinnerung an all jene Schulleitungen, von welchen nicht bekannt war, ob sie die Befragung weitergeleitet hatten. Die Anzahl der täglichen Rückläufer im Verlauf der Erhebung verdeutlicht *Abbildung 2*. Gut zu erkennen ist die Tendenz zur Abnahme der eingehenden Rückläufer bis zum Ankommen der Plakate und der Erinnerungsmail. Der deutliche Einschnitt ab dem 8. Juni lässt annehmen, dass die verfügbaren Potentiale erreichbarer Proband*innen ab diesem Zeitpunkt weitestgehend ausgeschöpft waren. Zudem fällt die deutliche geringere Teilnahme an der Befragung an Wochenenden oder Feiertagen auf. Am 21. Juni endete der Befragungszeitraum. Die sehr geringe Anzahl ausgefüllter Fragebogen pro Tag ab dem 15. Juni deutet darauf hin, dass die Zahl verwertbarer Rückläufer auch bei einer Verlängerung des Befragungszeitraums nicht wesentlich angestiegen wäre.

Insgesamt konnten 582[28] gültige Fälle in die Auswertung einbezogen werden, was in etwa sechs Prozent der untersuchten Grundgesamtheit entspricht. Rückmeldungen einzelner Schulleitungen oder Pflegepädagog*innen, die Ihre Unterstützung bekundeten, waren sehr erfreulich. Zugleich verdeutlichen sie, dass die erhobene Stichprobe von Selektionseffekten auf mehreren Ebenen beeinflusst wurde und daher schwerlich als repräsentativ für die Grundgesamtheit angesehen werden kann.

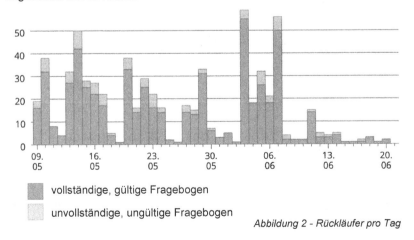

vollständige, gültige Fragebogen

unvollständige, ungültige Fragebogen

Abbildung 2 - Rückläufer pro Tag

---

[28] Ein Fall fiel durch mehrere nicht plausible Antworten auf und musste komplett gelöscht werden. In der Ergebnisdarstellung ist daher ein Maximum von 581 Antworten möglich.

4. Datenauswertung

4.1. Überprüfung der verwendeten Multi-Item-Skalen

Zur Sicherung der Güte der Instrumente stellt dieses Unterkapitel die Überprüfung der genutzten Multi-Item-Skalen anhand statistischer Verfahren dar.

4.1.1. W-SOC-Skala

Durch Addition der Werte aller neun Items wird die Skala zum arbeitsbezogenen Kohärenzgefühl gebildet, welche Werte zwischen 9 und 63 annehmen kann. Die Bildung des Summenscores findet nur für Fälle statt, in denen alle Items zum Work-SOC beantwortet sind.

Zunächst wird die dimensionale Struktur der Skala mit Hilfe einer Faktorenanalyse dargestellt, auf Grundlage der so ermittelten Struktur werden, angelehnt an Kuckartz et al. (2013, 251-255), anschließend Kennwerte zur Güte der Skala angeführt.

Dimensionale Struktur der W-SOC-Skala

Zur Exploration der Struktur des gemessenen Work-SOC findet eine Hauptkomponentenanalyse mit Oblimin-Rotation (Delta = 0) und Kaiser-Normalisierung statt. Diese Art der Faktorenanalyse entspricht auch der Herangehensweise von Bauer et al. (2015, 25). Eine schiefwinklige Rotation, wie die Oblimin-Rotation, die bei der Annahme von Korrelationen zwischen den Faktoren anzuwenden ist (Janssen und Laatz 2017, 589), scheint angesichts der engen Beziehung zwischen den drei Dimensionen des Kohärenzgefühls (Antonovsky 1997, 36-37, 88-89) angebracht.

Da theoretische Vorüberlegungen und vorherige Studien eine dreidimensionale Struktur des arbeitsbezogenen Kohärenzgefühls nahelegen (Bauer et al. 2015, 24; Vogt, Jenny, und Bauer 2013, 4), wird auf Anwendung des Kaiser-Kriteriums verzichtet und eine Lösung mit drei Faktoren angenommen.

KMO- und Bartlett-Test sprechen für die Anwendbarkeit einer Faktorenanalyse (siehe *Anhang A5*), sodass diese durchgeführt wird und die in *Anhang A5* einsehbare Mustermatrix ausgibt, die nach Empfehlung von Bühner zur Interpretation herangezogen wird (2011, 338).

Die drei extrahierten Faktoren erklären knapp 65 % der Gesamtvarianz. Das Kaiser-Kriterium und die Interpretation des Screeplots sprechen entgegen der theoretischen Vorüberlegungen für eine zweifaktorielle Lösung. Aufgrund des starken theoretischen Fundaments und der bereits erwähnten Studienlage wird an der drei Faktoren Lösung festgehalten.

Auf Faktor eins laden die Items ‚Bewältigbarkeit', ‚Strukturiertheit', ‚Übersichtlichkeit' und ‚Vorhersehbarkeit' am höchsten, dieser Faktor entspricht der Verstehbarkeit. Items die danach fragen, wie sinnvoll, bedeutend oder lohnenswert die Arbeit empfunden wird laden auf Faktor zwei, der Sinnhaftigkeit, am höchsten. ‚Beeinflussbarkeit' und ‚Steuerbarkeit' bilden den dritten Faktor, die Handhabbarkeit. Während die höchste Ladung bei den meisten Items eindeutig ist, unterscheiden sich die Ladungen auf dem Item ‚Vorhersehbarkeit' nur geringfügig und die höchste Ladung, auf dem Faktor Verstehbarkeit, ist mit 0,45 eher gering. Da ‚Vorhersehbarkeit' auch aus theoretischen Überlegungen am ehesten Teil der ‚Verstehbarkeit' ist, wird diese Zuordnung, trotz der vorbeschriebenen Einschränkungen, beibehalten. Gleiches gilt für ‚Bewältigbarkeit', welche intuitiv wohl der Handhabbarkeit zugeordnet würde, jedoch, wie bei Bauer et al. (2015, 26), auf dem Faktor Verstehbarkeit am höchsten lädt.

Abbildung 3 stellt das auf Grundlage der Faktorenanalyse aufgestellte Modell des arbeitsbezogenen Kohärenzgefühls dar. Zudem sind ihm Kennwerte zur Korrelation zwischen den Faktoren, den Ladungen der Items jedes Faktors und die Reliabilität der Skala und ihrer Subskalen anhand von Cronbachs Alpha zu entnehmen.

Die gefundene Struktur ist identisch mit der des von Bauer et al., auf Grundlage einer konfirmatorischen Faktorenanalyse, favorisierten Modells des Work-SOC (2015, 26).

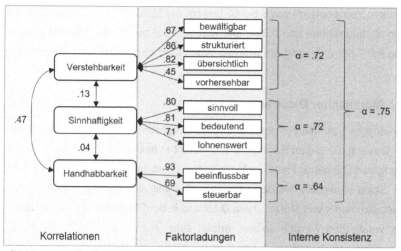

| Korrelationen | Faktorladungen | Interne Konsistenz |

Extraktion: Hauptkomponentenanalyse mit drei Faktoren
Rotation: Oblimin mit Kaiser-Normalisierung

Abbildung 3 - Struktur und Kennwerte der W-SOC-Skala

Weitere Kennwerte der W-SOC-Skala

Nachdem zur Sicherung der Konstruktvalidität die dreidimensionale Struktur der W-SOC-Skala faktorenanalytisch dargestellt werden konnte, ist die Reliabilität der Skala anhand der internen Konsistenz zu überprüfen und die Interpretationsobjektivität durch Offenlegung relevanter Kennwerte zu sichern (Rammstedt 2004, 24). Eine tabellarische Darstellung aller interessierenden Werte ist in *Anhang A5* zu finden.

Die interne Konsistenz der gesamten Skala ist mit $\alpha = 0{,}75$ geringer als bei Bauer et al. (2015, 24), jedoch noch „durchaus brauchbar" (Kuckartz et al. 2013, 247). Gleiches gilt für alle drei Subskalen, wobei die Interpretation von Cronbachs Alpha beim, nur zwei Items umfassenden, Faktor ‚Handhabbarkeit' ohnehin kritisch zu hinterfragen ist.

Die Trennschärfe der Items anhand der korrigierten Item-Skala-Korrelation bewegt sich zwischen 0,248 und 0,571, wobei insbesondere die Items ‚sinnvoll' (0,268), ‚bedeutend' (0,303) und ‚vorhersehbar' (0,248) durch geringe Werte auffallen.

Bei einem Wertebereich von 9 bis 63 beträgt der Mittelwert der Skala 42,59 mit einem Standardfehler von 0,324. Der Median liegt bei 43, die Standardabweichung bei 7,56. Orientiert am Shapiro-Wilk-Test[29] liegt keine Normalverteilung vor.

4.1.2. Moralischer Disstress

Als metrische Variable zur Überprüfung der aufgestellten Hypothesen dient das MDT-Gesamt. Da die im Rahmen dieser Arbeit entwickelten zehn Items zur Erfassung verschiedener Facetten Moralischen Disstresses potentiell zur Bildung einer Skala verwendet werden können und somit als Grundlage eines Erhebungsinstruments von Moralischem Disstress in der Pflegeausbildung Deutschlands verstanden werden sollten, erfolgt eine Überprüfung der Güte dieser Skala. Die Skala besteht aus der Summe aller zehn Items zur empfundenen Belastung. Ein Wert wird nur gebildet, wenn alle Items ausgefüllt wurden. Items die mit ‚nie erlebt' beantwortet wurden nehmen den Wert Null an. Warum kein Summenscore aus den Produkten von Häufigkeit und Belastung der jeweiligen Items gebildet wird, ist in *Abschnitt 3.2.4.* erläutert. Die (Rang-)Korrelationen zwischen Häufigkeit und Belastung sind alle hochsignifikant (p = 0,000) und bewegen sich zwischen r_s = 0,468 und r_s = 0,861 (siehe *Anhang A6*). Dies unterstreicht die Annahme von Kleinknecht-Dolf et al., dass bereits die Frequenz der erlebten Situationen deutlichen Einfluss auf das Empfinden der Belastungsstärke hat (2017, 263).

Dimensionale Struktur der ‚Moralischer-Disstress-Pflegeausbildung-Skala'

Zur Überprüfung der Konstruktvalidität der ‚Moralischer-Distress-(in-der-)Pflegeausbildung-Skala', die zur einfacheren Lesbarkeit nachfolgend MDPS abgekürzt wird, findet eine Faktorenanalyse statt. Erneut findet die Hauptkomponentenanalyse Anwendung und es werden theoriebasiert drei Faktoren extrahiert. Da, wie in *Abschnitt 3.2.4.* ersichtlich, die drei theoretisch erwartbaren Dimensionen von Moralischem Disstress nicht gänzlich unabhängig voneinander sind, wird eine oblique Rotation verwendet. Entsprechend der Empfehlungen von

---

[29] Aufgrund seiner größeren Teststärke erfolgt die statistische Beurteilung des Vorliegens einer Normalverteilung anhand des Shapiro-Wilk-Tests und nicht auf Grundlage des Kolmogorov-Smirnov-Tests (Gashemi und Zahediasl 2012, 489; Razali und Wah 2011, 32).

Bühner (2011, 338) eine Promax-Rotation (Kappa = 4) mit Kaiser-Normalisierung. Die Anwendung einer Faktorenanalyse wird von KMO- und Bartlett-Test gestützt, sodass diese durchgeführt wird. Die Ergebnisse sind ausführlich in *Anhang A7* beziehungsweise überblicksartig in *Abbildung 4* dargestellt. Die optische Beurteilung anhand des Screeplots spricht für ein einfaktorielles Modell, während nach dem Kaiser-Kriterium zwei Faktoren mit einem Eigenwert größer Eins zu extrahieren wären. Da die Items unter der Annahme einer dreidimensionalen Struktur von Moralischem Disstress entwickelt wurden und der dritte Faktor mit einem Eigenwert von 0,927 nur knapp das Kaiser-Kriterium unterschreitet, werden drei Faktoren beibehalten, die 53,6 % der Gesamtvarianz erklären.

Die höchste Ladung jedes Items ist *Abbildung 4* zu entnehmen und entspricht in ihrer Zuordnung den in *Abschnitt 3.2.4.* postulierten Annahmen. Die genauen Formulierungen aller Items können in *Abschnitt 4.2.5.* eingesehen werden. Die Zuordnung der meisten Items ist anhand der Mustermatrix eindeutig, da sie nur auf einem Item über 0,3 laden. Bei neun der zehn Items ist die zweithöchste Ladung gar kleiner 0,2. Eine Ausnahme stellt das Item ‚fachlich gut' dar, das auf dem Faktor ‚Dilemma' am höchsten lädt, für welches sich aber auch auf dem Faktor ‚Uncertainty' eine Ladung von 0,402 zeigt. Dahingehend werden die theoretischen Vorüberlegungen aus *Abschnitt 3.2.4.* abgebildet. Der Annahme aus *3.2.4.*, dass in diesem Item alle drei Dimensionen von Moral Distress relevant sind, widerspricht allerdings die negative und geringe Ladung auf dem Faktor ‚Constraint Distress' von -0,221.

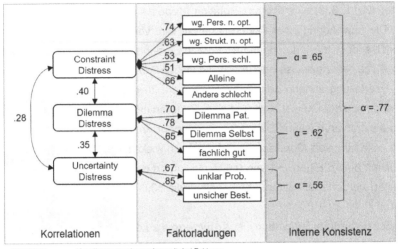

Extraktion: Hauptkomponentenanalyse mit drei Faktoren
Rotation: Promax mit Kaiser-Normalisierung

Abbildung 4 - Struktur und Kennwerte der MDPS

Weitere Kennwerte der ‚Moralischer-Disstress-Pflegeausbildung-Skala'

Die Reliabilität der MDPS ist mit α = 0,772 akzeptabel, die Subskalen weisen hingegen eine geringe interne Konsistenz auf. Dies lässt sich zum Teil mathematisch durch die geringe Anzahl der jeweiligen Items erklären (Kuckartz et al. 2013, 247). Darüber hinaus bildet jedes Item eine andere Facette von Moralischem Disstress ab, denn auch innerhalb der Subskalen werden unterschiedliche Formen des jeweiligen Moralischen Disstresses abgefragt. So lässt sich Moral-Constraint Distress beispielsweise nach internen und externen Hindernissen unterteilen (Hamric, Borchers, und Epstein 2012, 2). In der inhaltlichen Heterogenität der Subskalen liegt somit ein weiterer Grund für die geringe Ausprägung ihrer internen Konsistenz (Streiner 2003, 102). Auch ist die Beurteilung der Subskala ‚Uncertainty Distress' auf Grundlage von Cronbachs Alpha, angesichts ihrer nur zwei Items, kritisch zu sehen.

Die Trennschärfe der Items bewegt sich zwischen 0,398 und 0,486, eine Übersicht aller relevanten Werte findet sich in *Anhang A7*.

Die Skala weist einen Mittelwert von 482,84 bei einem Standardfehler von 7,938 auf. Die Standardabweichung beträgt 181,712, der Median 486,5. Während der

Kolmogorov-Smirnov-Test für eine annähernde Normalverteilung der Skalen-
werte spricht, lehnt der Shapiro-Wilk-Test, der für diese Arbeit, aus den in *Fuß-
note 29* genannten Gründen, maßgeblich ist, die Normalverteilungshypothese
ab.

Zur Beurteilung der konvergenten Konstruktvalidität findet eine Korrelation zwischen MDPS und dem validierten Instrument MDT statt. Da beide Variablen
nicht normalverteilt sind, wird eine Rangkorrelation nach Spearman durchgeführt. Es zeigt sich eine hochsignifikante Korrelation (Korrelationskoeffizienten
r_s = 0,363; Signifikanzwert p = 0,000). Dies stellt, angelehnt an Cohen (1992,
157)[30], einen Effekt mittlerer Stärke dar. Da beide Instrumente dasselbe Konstrukt zu messen vorgeben, scheint die ermittelte Korrelation zunächst eher gering. Es gilt jedoch zu bedenken, dass die abgefragten Zeiträume unterschiedlich sind. Während das validierte MDT sich auf die vergangenen sieben Tage
inklusive des aktuellen bezieht, fragt die MDPS nach dem letzten Praxiseinsatz.
Insofern ist eine starke Korrelation kaum zu erwarten. Da keine anderen an-
wendbaren, validierten Instrumente zur Erhebung des Moralischen Disstresses
vorliegen, ist eine aussagekräftige Beurteilung der konvergenten Konstruktvalidität nicht möglich. Es bleibt jedoch festzuhalten, dass der Zusammenhang beider Instrumente nicht zufällig und zumindest mittelstark ist.

Schließlich soll die MDPS noch in Hinblick auf ihre kongruente Kriteriumsvalidität überprüft werden. Da empirische Hinweise vorliegen, dass Moralischer Disstress einen Stellen- oder Berufswechsel fördert (siehe *Abschnitt 2.3.3.*), findet
diese Überprüfung durch Korrelation der MDPS mit dem Item zu Gedanken an
einen Berufsausstieg innerhalb der letzten zwölf Monate statt. Da dieses Item
ordinalskaliert ist, wird erneut eine Rangkorrelation nach Spearman durchgeführt, in welcher sich ein schwacher aber hochsignifikanter Zusammenhang
zeigt (r_s = 0,231; p = 0,000). Es besteht also ein überzufälliger Zusammenhang
zwischen dem Ergebnis des MDPS und der Absicht den Beruf zu verlassen,
was für die Validität des MDPS spricht.

---

[30] Auch bei der Beurteilung aller weiteren Korrelationskoeffizienten findet eine Orientierung an
Cohen statt. Ab r = 0,1 wird von einem schwachen Effekt gesprochen, ab r = 0,3 wird der
Zusammenhang als mittel beschrieben, ab r = 0,5 gilt die Korrelation als stark (Cohen 1992,
157).

Die erste statistische Überprüfung der MDPS zeigt insgesamt aussichtsreiche Parameter. Ihre angenommene Struktur kann grundsätzlich durch die Faktorenanalyse gestützt werden. Auffällig ist allerdings die deutliche Dominanz des ersten Faktors bei der Erklärung der Gesamtvarianz (33,1 %) gegenüber der nächst höheren (11,2 %). Es könnte auf Grundlage der empirischen Daten somit auch eine einfaktorielle Lösung begründet werden. Somit spiegeln die Daten gewissermaßen die Diskussionen der Fachöffentlichkeit zwischen eher klassischem, eindimensionalen Verständnis von Moral Distress (z.b. Jameton 1984, 6) und Autor*innen, die mehrere unterscheidbare Hauptkomponenten des Phänomens vermuten (z.b. Fourie 2017), wieder.

Die Reliabilität der MDPS ist, mit Einschränkungen bei der internen Konsistenz der Subskalen, befriedigend. Sie korreliert hochsignifikant mit validierten Messinstrumenten und theoretisch begründbaren, zusammenhängenden Phänomenen.

Da die MDPS noch nicht hinreichend validiert ist, werden alle Hypothesentests primär anhand des MDT-Gesamt durchgeführt und beurteilt. Ergebnisse der MDPS werden jeweils nachrangig ausgewiesen.

4.2. Deskriptive Ergebnisdarstellung

In diesem Unterkapitel wird die Stichprobe anhand relevanter Kenngrößen beschrieben. Strukturgebend sind hierbei die Forschungsfragen der deskriptiven Zieldimension (siehe *Abschnitt 1.2.2.*). Teil dieser Arbeit ist eine überblicksartige Darstellung wesentlicher Parameter. Die zugehörigen SPSS®-Tabellen und Diagramme sind in den *Anhängen A7* bis *A21* zu finden.

4.2.1. Soziodemografische Merkmale der Teilnehmenden

Zur Bearbeitung der Fragestellung *F A.a)* werden in diesem Abschnitt soziodemografische Parameter der Proband*innen dargestellt.

Das Alter der Teilnehmerinnen und Teilnehmer liegt zwischen 17 und 53 Jahren, der Altersdurschnitt bei 22,3 Jahren (n = 573). *Tabelle 1* zeigt die Verteilung nach Altersgruppen und verdeutlicht, dass ein sehr großer Anteil der Befragten unter 26 Jahre ist.

Alter - gruppiert	gültige Fälle:	573	
		Häufigkeit	Anteil
≤ 20 Jahre		256	44,7 %
> 20 Jahre ≤ 25 Jahre		246	42,9 %
> 25 Jahre ≤ 30 Jahre		31	5,4 %
> 30 Jahre		40	7,0 %

Tabelle 1 - Teilnehmende nach Alter

Bei 577 gültigen Antworten geben 493 Personen (85,4 %) weibliches Geschlecht an, 82 männliches (14,2 %) und zwei Proband*innen wählen die Antwortmöglichkeit divers (0,3 %). In der Gesundheits- und Kinderkrankenpflege ist der Anteil weiblicher Teilnehmerinnen mit 88,9 % (40 von 45) etwas höher. Die Verteilung der Schulabschlüsse der Teilnehmenden ist *Tabelle 2* zu entnehmen. Der Anteil Auszubildender mit Hochschulzugangsberechtigung liegt in der Gesundheits- und Kinderkrankenpflege mit 60 % (27 von 45) höher als in der Gesamtstichprobe (53,3 %; 307 von 576) oder der Gesundheits- und Krankenpflegeausbildung (52,7 %; 267 von 507).

Schulab- schluss	gültige Fälle:	576	
		Häufigkeit	Anteil
Hauptschulabschluss		10	1,7 %
Mittlerer Schulabschluss		259	45,0 %
Fachhochschulreife		100	17,4 %
Abitur		207	35,9 %

Tabelle 2 - Teilnehmende nach Schulabschluss

127 Teilnehmende (21,9 %) geben an bereits eine Ausbildung oder ein Studium absolviert zu haben.

4.2.2. Ausbildungsbezogene Daten der Teilnehmenden

Die Ergebnisdarstellung dieses Abschnitts bezieht sich auf Fragestellung *F A.b)*.

Tabelle 3 stellt die Anzahl der Proband*innen nach Ausbildungsgängen dar. Es fallen der große Anteil Auszubildender der Gesundheits- und Krankenpflege

und das Fehlen von Antworten Auszubildender integrativer Ausbildungsgänge
auf.

Art der Ausbildung	gültige Fälle:	581	
		Häufigkeit	Anteil
Gesundheits- und Kranken-pflege		511	88,0 %
Ges.- u. Kinderkrankenpflege		46	7,9 %
Krankenpflegehilfeausbildung 1 J.		2	0,3 %
Krankenpflegehilfeausbildung 2 J.		10	1,7 %
integrative Pflegeausbildung		-	-
generalistische Pflegeausbil-dung		12	2,1 %

Tabelle 3 - Teilnehmende nach Art der Ausbildung

Von den 569 Befragten, die keine Krankenpflegehilfeausbildung absolvieren,
befinden sich 52 (9,1 %) in einem dualen Pflegestudium.

Der Ausbildungsstand der Teilnehmenden anhand des Ausbildungsbeginns ist
Tabelle 4 zu entnehmen. Auffällig hierbei ist der größere Anteil von Auszubildenden in ‚Herbstkursen'.

Ausbildungs-beginn	gültige Fälle:	580	
		Häufigkeit	Anteil
Frühjahr 2016		12	2,1 %
Herbst 2016		71	12,2 %
Frühjahr 2017		81	14,0 %
Herbst 2017		144	24,8 %
Frühjahr 2018		86	14,8 %
Herbst 2018		154	26,6 %
Frühjahr 2019		31	5,3 %

Tabelle 4 - Teilnehmende nach Ausbildungsbeginn

32 der 581 Teilnehmenden (5,5 %) geben an, noch keine mindestens vier Wochen umfassende Praxisphase im Rahmen der Ausbildung absolviert zu haben. Einzelne Fälle erscheinen bei der Beantwortung dieser Frage eher nicht plausibel, da sie angeben, bereits eine solche Praxisphase erlebt zu haben, obwohl der Ausbildungsbeginn erst fünf bis zehn Wochen zurückliegt. Andere geben einen früheren Ausbildungsbeginn an, verneinen jedoch, bereits vier Wochen Praxiseinsatz absolviert zu haben. Trotz der fraglichen Plausibilität der Antworten werden diese beibehalten und fließen in die Auswertung ein, da dem Autor dieser Arbeit nicht der zeitliche Aufbau aller Ausbildungsgänge bekannt ist und die theoretische Möglichkeit besteht, dass die Antworten den Tatsachen entsprechen.

Aktuell und seit mindestens einer Woche in der Praxis befinden sich 47,8 % der Befragten (278 von 581).

In *Tabelle 5* sind die Antworten auf die Frage „Welches der unten genannten Ziele wollen Sie durch die Ausbildung vor allem erreichen?" dargestellt. Es sei auf die ausführlichere Erklärung dieses Items in *Abschnitt 3.2.5.* hingewiesen.

Ziel der Ausbildung	gültige Fälle:	581
	Häufigkeit	**Anteil**
danach in einem Pflegeberuf arbeiten	367	63,2 %
danach ein Pflegestudium absolvieren	52	9,0 %
Wartezeit auf einen Studienplatz überbrücken	55	9,5 %
ein anderes Ziel	107	18,4 %

Tabelle 5 - Teilnehmende nach primärem Ziel durch die Ausbildung

Zwar strebt der größte Teil der Teilnehmenden nach der Ausbildung primär die Arbeit in einem Patient*innen-nahen Tätigkeitsbereich in der Pflege an, fast 37 % der Proband*innen verfolgen in erster Linie jedoch ein anderes Ziel. Bei Teilnehmenden der Gesundheits- und Kinderkrankenpflegeausbildung (n = 46) verfolgen größere Anteile das Ziel im Pflegeberuf zu arbeiten (67,4 %; 31 von 46) oder ein Pflegestudium anzuschließen (13,0 %; 6 von 46). Deutlich weniger wollen anteilig die Zeit auf einen anderen Studienplatz überbrücken (4,3 %; 2 von 46).

4.2.3. Berufsverbleib der Teilnehmenden

Variablen die sich auf Frage *F A.c)* beziehen werden in diesem Abschnitt deskriptiv dargestellt.

Im Fragebogen wird nach dem Alter gefragt, bis zu dem die Auszubildenden glauben, selbst in Patient*innen-nahen Tätigkeitsbereichen der Pflege zu arbeiten. Als Maximum gilt die gegenwärtige Regelaltersgrenze der Rente von 67 Jahren. Im Mittel wollen die Befragten bis zu einem Alter von 41,55 Jahren in Patient*innen-nahen Tätigkeitsbereichen arbeiten, die angegebenen Werte reichen von 19 bis 67 (n = 558). Um dem unterschiedlichen aktuellen Alter der Teilnehmenden Rechnung zu tragen, wurde eine Variable aus der Differenz des Alters, bis zu dem voraussichtlich ,am Bett' gearbeitet wird und dem aktuellen Alter gebildet. Die geplante Verweildauer in Patient*innen-nahen Arbeitsfeldern der Pflege liegt in der Stichprobe bei ungefähr 19 Jahren (M = 19,14) und deckt das gesamte Spektrum möglicher Werte von 0 bis 50 ab (n = 553). Die Verteilung der einzelnen Werte nach Gruppen stellte sich wie folgt dar:

Arbeitsdauer ,am Bett' selbst - gruppiert	gültige Fälle:	553 *(347)*		
(kursiv Ergebnisse für Fälle, die das Ziel angeben, in der Pflege zu arbeiten)				
	Häufigkeit		Anteil	
gar nicht	3	-	0,5 %	-
maximal 5 Jahre	110	*22*	19,3 %	*6,3 %*
über 5 bis maximal 10 Jahre	98	*46*	17,7 %	*13,3 %*
über 10 bis maximal 20 Jahre	112	*84*	20,3 %	*24,2 %*
über 20 bis maximal 30 Jahre	102	*87*	18,4 %	*25,1 %*
über 30 Jahre	131	*108*	23,7 %	*31,1 %*

Tabelle 6 - Teilnehmende nach geplantem Berufsverbleib

Auf die Frage, wie lange es nach Ansicht der Befragten maximal möglich sei, in Patient*innen-nahen Pflegebereichen zu arbeiten werden die in *Tabelle 7* aufgeführten Antworten gegeben.

Maximale Arbeitsdauer ,am Bett' allgemein	gültige Fälle:	576 *(364)*		
(kursiv Ergebnisse für Fälle, die das Ziel angeben, in der Pflege zu arbeiten)				
	Häufigkeit		Anteil	
gar nicht	8	*5*	1,4 %	*1,4 %*
maximal 5 Jahre	61	*29*	10,6 %	*8,0 %*
über 5 bis maximal 10 Jahre	129	*71*	22,4 %	*19,5 %*
über 10 bis maximal 20 Jahre	194	*122*	33,7 %	*33,5 %*
über 20 bis maximal 30 Jahre	129	*94*	22,4 %	*25,8 %*
über 30 Jahre	55	*43*	9,5 %	*11,8 %*

Tabelle 7 - Teilnehmende nach maximal vorstellbarem Berufsverbleib

Es ist augenfällig, dass die tatsächlich geplante Verweildauer in Patient*innen-nahen Arbeitsbereichen höher ist als die, nach Einschätzung der Teilnehmenden, maximal mögliche. Insbesondere in der Gruppe ,über 30 Jahre' zeigen sich sehr auffällige Unterschiede. Betrachtet man nur die tatsächlich geplante Verweildauer der Auszubildenden, die als primäres Ziel angeben, nach der Ausbildung als Pflegekraft arbeiten zu wollen, wird die Differenz noch deutlicher, wie die *Tabellen 6* und *7* zeigen. Die Diskussion dieser, und weiterer, Auffälligkeiten findet in *Kapitel 5* statt.

Des Weiteren fällt bei Betrachtung der genannten Tabellen auf, dass die Unterschiede bei der Einschätzung der maximal möglichen Verweildauer zwischen Teilnehmenden, die das Ziel haben, in der Pflege zu arbeiten, und der gesamten Stichprobe, inklusive Proband*innen mit anderen Zielen, sehr gering sind. Bei der Frage nach dem selbst angestrebten Verbleib im Beruf zeigen sich jedoch deutliche Unterschiede, auf welche in *Abschnitt 5.1.1.* Bezug genommen wird. Wie in *Abschnitt 3.2.2.* dargelegt, wird eine metrische Variable für den geplanten Berufsverbleib generiert, welche die geplante Verweildauer im Kontext des aktuellen Alters und der hierdurch bestimmten maximalen Verweildauer darstellt und Werte zwischen 0 und 1 annehmen kann. In der gesamten Stichprobe liegt der Mittelwert des Koeffizienten bei 0,44 (n = 553). Da dieser Koeffizient für die Fragestellungen der analytischen Zieldimension von entscheidender Bedeutung ist, werden seine statistischen Kennwerte in *Anhang A10* umfassend darge-stellt. In der Gruppe der Teilnehmenden, die das Ziel angeben, als Pflegekraft arbeiten zu wollen (n = 347), zeigt sich mit 0,54 ein höherer Mittelwert. Die Testung dieses Mittelwertunterschieds auf Signifikanz ist *Abschnitt 4.3.5.* zu entnehmen.

Für den Arbeitsdauerkoeffizienten liegt keine Normalverteilung vor.

Auf die Frage nach dem geplanten Stellenumfang nach der Ausbildung ergeben die Antworten das in *Tabelle 8* dargestellte Bild:

Geplanter Stel-lenumfang ‚am Bett'	gültige Fälle:	574 *(376)*		
(kursiv Ergebnisse für Fälle, die das Ziel angeben, in der Pflege zu arbeiten)				
		Häufigkeit		Anteil
gar nicht		45	*6*	7,8 %	*1,7 %*
unter 25 %		39	*12*	6,8 %	*3,3 %*
zwischen 25 % und 50 %		67	*31*	11,7 %	*8,5 %*
zwischen 50 % und 75 %		120	*85*	20,9 %	*23,4 %*
zwischen 75 % und 100 %		180	*137*	31,4 %	*37,7 %*
Vollzeit		123	*92*	21,4 %	*25,3 %*

Tabelle 8 - Teilnehmende nach geplantem Stellenumfang

Erwartungsgemäß sind die Anteile der höheren Stellenumfänge in der Unter-gruppe der Proband*innen, die in der Pflege arbeiten wollen, größer. Auffällig ist die Zahl der Nennungen von ‚gar nicht', die in der Gesamtgruppe und der Subgruppe höher ist als bei der Frage nach der geplanten Berufsverweildauer. Eventuell wurde ‚gar nicht' mitunter anders als beabsichtigt verstanden und als ‚gar nicht in Teilzeit' interpretiert.

Tabelle 9 stellt dar, wie oft die Teilnehmenden in den vergangenen zwölf Mo-naten an die Aufnahme einer anderen Ausbildung oder eines Studiums dachten. Da diese Frage nur Proband*innen gestellt wurde, die sich seit mindestens ei-nem Jahr in der Ausbildung befinden, ist die Fallzahl geringer.

Gedanken an andere/s Ausbildung/ Studium	gültige Fälle:	395	
		Häufigkeit	Anteil
nie		132	33,4 %
mehrmals im Jahr		116	29,4 %
mehrmals monatlich		62	15,7 %
mehrmals wöchentlich		53	13,4 %
täglich		32	8,1 %

Tabelle 9 - Teilnehmende nach Häufigkeit der Gedanken an andere Ausbildung/Studium

Ein Drittel der Befragten dachte nie darüber nach, noch eine andere Ausbildung oder ein Studium aufzunehmen. Über 37 % der Teilnehmenden beschäftigt der Gedanke mehrfach im Monat.

Im gleichen Frageformat wurde die Häufigkeit der Gedanken an einen Ausstieg aus dem Pflegeberuf erhoben. Die Ergebnisse sind *Tabelle 10* zu entnehmen.

Gedanken an Berufsausstieg	gültige Fälle:	395 *(254)*			
(kursiv Ergebnisse für Fälle, die das Ziel angeben, in der Pflege zu arbeiten)					
		Häufigkeit		Anteil	
nie		152	*128*	38,5 %	*50,4 %*
mehrmals im Jahr		116	*71*	29,4 %	*28,0 %*
mehrmals monatlich		66	*34*	16,7 %	*13,4 %*
mehrmals wöchentlich		37	*15*	9,4 %	*5,9 %*
täglich		24	*6*	6,1 %	*2,4 %*

Tabelle 10 - Teilnehmende nach Häufigkeit der Gedanken an Ausstieg aus der Pflege

15,5 % der Teilnehmenden denken jede Woche mehrfach über das Verlassen des Pflegeberufs nach. Den größten Anteil der befragten Auszubildenden beschäftigt der Berufsausstieg eher selten oder nie.

Auszubildende, die beabsichtigen, als Pflegekräfte zu arbeiten, denken seltener über das Verlassen des Berufs nach. Jedoch haben derartige Gedanken nahezu die Hälfte der Teilnehmenden zumindest mehrmals innerhalb eines Jahres beschäftigt.

4.2.4. Das arbeitsbezogene Kohärenzgefühl der Teilnehmenden

Mit dem Kohärenzgefühl der Auszubildenden beschäftigt sich Fragestellung *F A.d)*. Bei der Überprüfung der W-SOC-Skala in *Abschnitt 4.1.1.* wurden relevante Kennwerte der Skala dargestellt (siehe auch *Anhang A4*). Der Schwerpunkt dieses Abschnitts liegt auf den Ergebnissen der einzelnen Items und Subskalen (*Tabelle 11; Abbildung 5*).

Mittelwerte der Items und Subskalen der W-SOC-Skala	Mittel-wert 1 - 7	Median 1 - 7	Fälle
nicht bewältigbar - bewältigbar	5,09	5	547
sinnlos - sinnvoll	5,62	6	547
chaotisch - strukturiert	4,01	4	548
unbeeinflussbar - beeinflussbar	4,20	4	548
unbedeutend - bedeutend	5,94	6	548
unübersichtlich - übersichtlich	4,30	4	547
nicht steuerbar - steuerbar	4,27	4	546
nicht lohnend - lohnenswert	5,38	6	547
vorhersehbar - nicht vorhersehbar	3,74	4	546
Verstehbarkeit	4,29	4,25	546
Sinnhaftigkeit	5,65	6	546
Handhabbarkeit	4,24	4	546

Tabelle 11 - Kennwerte der Items und Subskalen der W-SOC-Skala

Bei der Durchsicht der Mittelwerte fällt auf, dass Items, die dem Faktor Sinnhaftigkeit zugeordnet werden, höhere Werte aufweisen.

Abbildung 5 verdeutlicht die Unterschiede zwischen den Dimensionen visuell. Boxplots aller Items finden sich in *Anhang A11*.

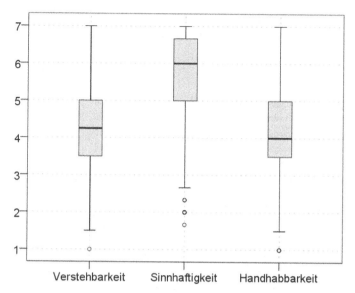

Abbildung 5 - Boxplots der W-SOC Dimensionen

4.2.5. Moralischer Disstress der Auszubildenden

Fragestellung *F A.f)* betrifft den Moralischen Disstress der Auszubildenden. Kennwerte der MDPS sind *Abschnitt 4.1.2.* zu entnehmen. Hier werden Kennwerte ihrer einzelnen Items sowie der Subskalen berichtet (*Tabelle 12; Abbildung 6*), bevor tabellarisch die von den Teilnehmenden berichteten Häufigkeiten der ethischen Probleme dargestellt werden (*Tabelle 13*). Schließlich werden die Ergebnisse und Kennwerte der MDT angegeben, wobei der Fokus auf dem MDT-Gesamt liegt, welches für die analytische Zieldimension von Relevanz ist. Ausführlich sind die entsprechenden SPSS®-Ausgaben in *Anhang A12* zu finden.

Kennwerte der Belastungs-Items und -Subskalen der MDPS

(kursiv Ergebnisse für Fälle, die die entsprechende Situation schon erlebt haben)

	Mittelwert 1 - 101	Median 1 - 101	Fälle
Wegen Anweisungen anderer Personen kann ich Patienten	55,78	59	543
nicht so gut wie möglich versorgen.	*60,58*	*63*	*500*
Wegen der Rahmenbedingungen kann ich Patienten nicht	60,30	67	542
so gut wie möglich versorgen.	*66,56*	*70*	*491*
Wegen anderer Personen muss ich mit Patienten oder An-	47,96	53	544
gehörigen etwas machen, das ich falsch finde.	*65,89*	*68*	*396*
Ich muss selbstständig Patienten versorgen, die ich alleine	52,94	56	546
nicht gut versorgen kann.	*67,70*	*71*	*427*
Andere Mitarbeiter verhalten sich schlecht und ich kann	64,73	72	544
nichts dagegen machen.	*71,42*	*73*	*493*
Um Patienten richtig zu versorgen, muss ich Dinge machen,	39,81	49	538
die ich eigentlich nicht gut finde.	*59,50*	*62*	*360*
Um meine eigenen Bedürfnisse zu sichern, muss ich Dinge	37,36	45,5	540
machen, die ich eigentlich nicht gut finde.	*57,97*	*55*	*348*
Ich fühle mich bei dem, was ich mache, schlecht, obwohl es	30,86	23,5	540
fachlich richtig ist.	*54,82*	*53*	*304*
Ich habe das Gefühl, manchen Patienten nicht gerecht zu	49,35	53	539
werden, ohne wirklich sagen zu können, warum.	*62,29*	*62*	*427*
Ich weiß nicht, welche Handlung die beste für den Patienten	41,01	46	539
ist.	*54,72*	*53*	*404*
Moral-Constraint Distress	56,67	58,8	537
	68,19	*69,2*	*289*
Moral-Dilemma Distress	36,21	35	532
	57,61	*59*	*206*
Moral-Uncertainty Distress	45,32	46	535
	59,25	*61,5*	*341*

Tabelle 12 - Kennwerte der Items und Subskalen der MDPS

Die Werte der empfundenen Belastung variieren je nach Item und Dimension mitunter wesentlich. Die höchsten Werte erreichen Items die Constraint-Moral Distress zuzuordnen sind, während ethische Dilemmata deutlich geringere Werte aufweisen. Berechnet man für die einzelnen Items nur Mittelwerte von Fällen, die die geschilderten Situationen öfter als ‚nie' erlebt haben, so ergeben sich, insbesondere für Items der Dimension ‚Dilemma', erheblich höhere Mittelwerte.

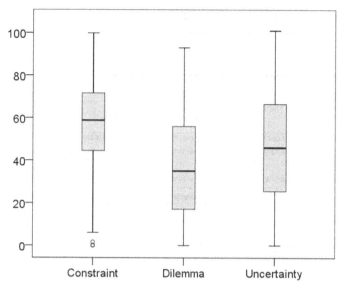

Abbildung 6 - Boxplots der MDPS Dimensionen (alle Fälle)

Bei der Häufigkeit des Erlebens potentiell ethisch belastender Situationen in *Tabelle 13* zeigt sich ein ähnliches Bild. Situationen, die der Dimension ‚Moral-Dilemma Distress' zuzuordnen sind, wurden von den Auszubildenden im letzten Praxiseinsatz am seltensten erlebt.

Kennwerte der Häufigkeit potentieller ethischen Probleme	Median 1 - 7	Modus 1 - 7	Fälle
Wegen Anweisungen anderer Personen kann ich Patienten nicht so gut wie möglich versorgen.	4	5	544
Wegen der Rahmenbedingungen kann ich Patienten nicht so gut wie möglich versorgen.	4	5	537
Wegen anderer Personen muss ich mit Patienten oder Angehörigen etwas machen, das ich falsch finde.	3	1	536
Ich muss selbstständig Patienten versorgen, die ich alleine nicht gut versorgen kann.	3	2	540
Andere Mitarbeiter verhalten sich schlecht und ich kann nichts dagegen machen.	4	5	541
Um Patienten richtig zu versorgen, muss ich Dinge machen, die ich eigentlich nicht gut finde.	2	1	526

Um meine eigenen Bedürfnisse zu sichern, muss ich Dinge machen, die ich eigentlich nicht gut finde.	2	1	529
Ich fühle mich bei dem, was ich mache, schlecht, obwohl es fachlich richtig ist.	2	1	519
Ich habe das Gefühl, manchen Patienten nicht gerecht zu werden, ohne wirklich sagen zu können, warum.	3	2	532
Ich weiß nicht, welche Handlung die beste für den Patienten ist.	2	2	528

Ein Wert von 1 entspricht der Häufigkeitsangabe ,nie'. Es folgen ,seltener als ein mal pro Monat (2), ,ein bis drei mal pro Monat (3), ,ein mal pro Woche' (4), ,mehrmals pro Woche' (5), ,ein mal pro Schicht' (6) und ,mehrmals pro Schicht' (7). Da es sich um ordinalskalierte Variablen handelt, wird auf die Nennung des Mittelwerts verzichtet.

Tabelle 13 - Kennwerte der Häufigkeit potentieller ethischer Probleme

Das MDT-Aktuell bezieht seine Abfrage auf die vergangenen sieben Tage und wurde nur abgefragt, wenn Teilnehmende angaben, bereits mindestens seit einer Woche im Praxiseinsatz zu sein. Bei einem Wertebereich zwischen 1 und 11 zeigt sich ein Mittelwert von 4,76 und ein Median von 4 (n = 263).

Primärer Verwendungszweck des bereits validierten MDT-Aktuell sollte die Validierung der MDPS sein. Daher liegt der Fokus der deskriptiven Ergebnisdarstellung auf dem MDT-Gesamt, welches die Belastung durch ethische Probleme in der Praxis der gesamten Ausbildung abfragt (n = 534). Der Mittelwert der Antworten liegt mit 5,74 (Standardfehler 0,101) im Bereich zwischen ,unangenehm' und ,sehr unangenehm'. Es gilt hierbei zu bedenken, dass die Werte der Variablen von 1 bis 11 gehen, während die Markierungen auf dem Instrument von 0 bis 10 reichen. Folglich entspricht ein Wert von 5,74 einer Markierung bei 4,74 auf dem MDT und liegt knapp unter der Skalenmitte. Der Median von 5 entspricht demgemäß der Markierung einer 4 auf dem MDT. Die angegebenen Werte bilden das ganze Spektrum des Instruments ab, so gaben 14 Teilnehmende keine Belastung durch ethische Probleme bei der Arbeit an, während 13 Befragte die schlimmst mögliche Belastung nennen. Die Standardabweichung der MDT-Gesamt beträgt 2,342, der Shapiro-Wilk-Test weist auf eine nicht normalverteilte Variable hin (*siehe Anhang A12*).

4.3. Analytische Ergebnisdarstellung

Mit der deskriptiven Darstellung der erhobenen Merkmale und Phänomene wurde die Grundlage zur Beantwortung der Fragen *F A.a)* bis *d)* gelegt. Ein expliziter Versuch der Beantwortung der Forschungsfragen findet in *Kapitel 5* statt.

Das vorliegende Unterkapitel widmet sich der Bearbeitung jener Forschungsfragen, die in *Abschnitt 1.2.2.* der analytischen Zieldimension zugerechnet wurden. Mit Hilfe statistischer Verfahren sollen postulierte (siehe *Abschnitt 2.4.2*) und gegebenenfalls neu entdeckte Zusammenhänge überprüft und dargestellt werden. Dies erfolgt in der Reihenfolge der Forschungsfragen.

Die Auswahl der verwendeten Verfahren richtet sich nach den Eigenschaften der Variablen und deren erhobener Werte. Werden bivariate Zusammenhänge metrischer Maße untersucht, so geschieht dies, bei gegebenen Voraussetzungen, primär mittels einfacher linearer Regression. Da ein linearer Zusammenhang zwischen den metrisch erhobenen Phänomenen erwartet wird und die Einteilung in unabhängige (UV) und abhängige Variable (AV) begründet werden kann, führt dieses Verfahren zum größten Erkenntnisgewinn. Sind die Voraussetzungen nicht erfüllt, so findet eine Rangkorrelation nach Spearman statt, da sich bereits bei der deskriptiven Auswertung gezeigt hat, dass keine Normalverteilung der intervallskalierten Variablen vorliegt.

Für die Überprüfung der Zusammenhänge dichotomer oder plausibel dichotomisierbarer Variablen mit metrischen Variablen wird die Durchführung eines T-Tests angestrebt. Da der T-Test, bei Homogenität der Varianzen beider Subgruppen, auch zuverlässig ist, wenn keine Normalverteilung des Merkmals in beiden Gruppen vorliegt, wird er auch bei nicht gegebener Normalverteilung durchgeführt. Liegt hingegen keine Varianzhomogenität vor oder ist die AV ordinalskaliert, so findet der U-Test Anwendung (in Anlehnung an Bortz und Schuster 2010, 122). Da nicht auf verlässliche vorbestehende empirische Daten zurückgegriffen werden kann, werden alle Signifikanztests beidseitig durchgeführt, auch wenn eine Hypothese bezüglich des erwarteten Zusammenhangs formuliert ist.

Als Signifikanzniveau zur Ablehnung der Nullhypothese wird der in Sozialwissenschaften verbreitete Grenzwert von 0,05 gewählt.

4.3.1. Zum Zusammenhang von arbeitsbezogenem Kohärenzgefühl und Berufsverbleib

Dieser Abschnitt bezieht sich auf die Fragestellung *F B.a)*. Es werden nur Fälle von Teilnehmenden einbezogen, die angeben, nach der Ausbildung in Patient*innen-nahen Tätigkeitsbereichen der Pflege arbeiten zu wollen (n = 347). Da die standardisierten Residuen der W-SOC-Skala und dem Koeffizienten des Berufsverbleibs nicht normalverteilt sind[31] und sich die Konstante als nicht signifikant zeigt (siehe *Anhang A13*), wird von einer Regressionsanalyse abgesehen.

Die Rangkorrelation nach Spearman zeigt einen hochsignifikanten Zusammenhang mittlerer Stärke (r_s = 0,302; p = 0,000) zwischen dem Summenscore des arbeitsbezogenen Kohärenzgefühls und dem Berufsverbleibskoeffizienten. Die Subskala ‚Sinnhaftigkeit' zeigt mit r_s = 0,356 den stärksten Effekt auf den Berufsverbleib (p = 0,000), Verstehbarkeit (r_s = 0,194; p = 0,000) und Handhabbarkeit (r_s = 0,153; p = 0,005) wirkten sich deutlich schwächer aus.

Eine Rangkorrelation bei Proband*innen, die planen, in der Pflege zu arbeiten, zwischen W-SOC-Skala und Gedanken an den Berufsausstieg weist einen hochsignifikanten negativen Zusammenhang mittlerer Stärke aus (r_s = -0,317; p = 0,000). Bezieht man alle Fälle ein, erhöht sich die Stärke des Zusammenhangs auf r_s = -0,381 (p = 0,000). Unabhängig der Auswahl der Fälle zeigt die Subskala ‚Verstehbarkeit' den stärksten Effekt auf die Häufigkeit der Gedanken an das Aufgeben des Pflegeberufs. Alle Korrelationsmatrizen finden sich in *Anhang A13*.

4.3.2. Zum Zusammenhang von Moralischem Disstress und Berufsverbleib

Ebenfalls Fragestellung *F B.a)* zugehörig ist die Untersuchung des Zusammenhangs zwischen Moralischem Disstress und Berufsverbleib. Auch hier werden

---

[31] Die lineare Regression wird bei größeren Fallzahlen als robust gegenüber der Verletzung dieser Voraussetzung angesehen (Backhaus et al. 2018, 102). Aufgrund der weiteren genannten Einschränkungen wird jedoch die Entscheidung gegen die Berechnung einer linearen Regression getroffen.

zunächst nur Fälle mit dem Ziel in der Pflege zu arbeiten einbezogen. Als Parameter des Moralischen Disstresses wird das MDT-Gesamt gewählt. Ergebnisse der MDPS werden ergänzend genannt.

Erneut liegt keine Normalverteilung der Residuen vor und das Modell weist kein hinreichendes Signifikanzniveau auf (p = 0,167), wie in *Anhang A14* zu sehen ist. Dementsprechend werden Rangkorrelationen berechnet.

Es zeigen sich keine signifikanten Zusammenhänge zwischen Moralischem Disstress und dem beabsichtigten Berufsverbleib.

In Hinblick auf die Häufigkeit der Gedanken an den Berufsausstieg zeigt sich ein hochsignifikanter Zusammenhang geringer Stärke mit dem MDT-Gesamt (r_s = 0,279; p = 0,000) und eine signifikante, schwache Rangkorrelation mit der MDPS (r_s = 0,158; p = 0,014). Für die Subskalen ‚Constraint-Moral Distress' und ‚Uncertainty-Moral Distress' sind ebenfalls schwache Effekte zu sehen (r = 0,160; p = 0,012 bzw. r = 0,140; p = 0,028). Unter Einbezug aller Fälle sind für alle Variablen stärkere und hochsignifikante Korrelationen festzustellen (MDT-Gesamt r_s = 0,348; p = 0,000; MDPS r_s = 0,231; p = 0,000). Zugehörige Korrelationstabellen finden sich in *Anhang A14*.

4.3.3. Zum Zusammenhang von Moralischem Disstress und arbeitsbezogenem Kohärenzgefühl

Die Untersuchung möglicher Zusammenhänge zwischen Moralischem Disstress und arbeitsbezogenem Kohärenzgefühl dient der Beantwortung von Frage *F B.b)* und der Überprüfung der, in *Abschnitt 2.4.2.* formulierten, dritten Forschungshypothese. Da sich der Zusammenhang nicht auf den Berufsverbleib bezieht, werden auch Fälle von Teilnehmenden einbezogen, die andere Ziele als die Arbeit in der Pflege angaben. Überprüft wird der Zusammenhang zunächst über die Variablen MDT-Gesamt und die W-SOC-Skala.

Bei Überprüfung der Verteilung der standardisierten Residuen zeigt der Shapiro-Wilk-Test mit p = 0,205 das Vorliegen einer hinreichenden Normalverteilung an (siehe auch *Anhang A15*). Da im, in *Anhang A15* einsehbaren, Streudiagramm der standardisierten Residuen keine musterförmige Verteilung erkannt wird und sich die Werte oberhalb und unterhalb der Nulllinie annähernd ausgleichen, wird, in Anlehnung an die Methodenberatung der Universität Zürich, ein Erwartungswert der Residuen nahe Null, die Unabhängigkeit der Residuen sowie ihre annähernde Homoskedastizität angenommen (in Anlehnung an UZH 2018a). Somit sind die Voraussetzungen einer einfachen linearen Regressionsanalyse hinreichend erfüllt, und diese wird durchgeführt.

Im F-Test zeigt sich eine hohe Signifikanz des Gesamtmodells (p = 0,000). Der Koeffizient ‚MDT-Gesamt' wie auch die Konstante sind hochsignifikant (p = 0,000). Steigt der Wert des MDT-Gesamt um einen Punkt, fällt der Score der W-SOC-Skala um 1,275 Punkte. Nach den Ergebnissen der Regressionsanalyse erklärt das MDT-Gesamt 15,2 % der Gesamtstreuung der W-SOC-Skala (korrigiertes R^2 = 0,152). Dies entspricht einem starken Effekt[32] (f = 0,423) (in Anlehnung an UZH 2018a; Cohen 1992, 157).

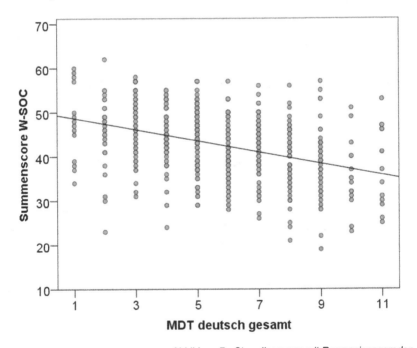

Abbildung 7 - Streudiagramm mit Regressionsgeraden

---

[32] Für f gilt folgende Einteilung der Effektstärken: Ab 0,1 schwacher Effekt; ab 0,25 mittlerer Effekt; ab 0,4 starker Effekt (Cohen 1992, 157).

Auch für eine lineare Regression zwischen MDPS und W-SOC-Skala sind die Voraussetzungen gegeben (siehe *Anhang A15*) und sowohl Gesamtmodell als auch Koeffizienten sind hochsignifikant (jeweils p = 0,000). Die MDPS erklärt knapp zehn Prozent der Gesamtstreuung (korrigiertes R^2 = 0,096), nach Cohen entspricht dies einem Effekt mittlerer Stärke (f = 0,326) (in Anlehnung an UZH 2018a). Für jeden Punkt, den das MDPS zunimmt, verliert die W-SOC-Skala 0,013 Punkte. Bei der Interpretation dieses zunächst äußerst gering wirkenden Werts ist zu beachten, dass sich der mögliche Wertebereich des MDPS von 0 bis 1010 erstreckt, während der Work-SOC minimal 9 und maximal 63 Punkte annehmen kann.

Zur Beurteilung der Zusammenhänge der jeweiligen Subskalen sind in *Anhang A15* entsprechende Korrelationstabellen zu finden. Während die hochsignifikanten, schwachen Zusammenhänge zwischen arbeitsbezogenem Kohärenzgefühl und den unterschiedlichen Dimensionen von Moralischem Disstress in etwa gleich sind, zeigen sich bei den Subskalen des Work-SOC deutliche Unterschiede. Die Verstehbarkeit der Arbeitssituation zeigt sich am deutlichsten durch Moralischen Disstress beeinflusst (Rangkorrelation mit MDT-Gesamt: r_s = -0,395; p = 0,000; MDPS r_s = -0,322; p = 0,000), während für die Sinnhaftigkeit nur ein geringer Einfluss (MDT-Gesamt r_s = -0,182; p = 0,000; MDPS r_s = -0,114; p = 0,009) vorliegt. Auffällig ist, dass Moralische Dilemmata mit dem Empfinden der Sinnhaftigkeit zwar nur geringfügig (r_s = -0,119; p = 0,006) aber doch stärker als die anderen beiden Dimensionen des MDPS zusammenhängen, während ihre Korrelationen mit den beiden anderen Work-SOC Faktoren stets am schwächsten sind.

4.3.4. Zum Zusammenhang soziodemografischer Faktoren mit den untersuchten Phänomenen

Fragestellung *F B.c)* beschäftigt sich mit den Einflüssen soziodemografischer Faktoren auf Berufsverbleib, Kohärenzgefühl und Moralischem Stress.

Soziodemografische Faktoren und Berufsverbleib

Mittelwert- bzw. Median-Tabellen zu allen relevanten Variablen dienen der Identifikation auffälliger Abweichungen und sind in *Anhang A16* zu finden.

Statistische Verfahren zur Überprüfung der Signifikanz zum Thema Berufsverbleib finden, aus Gründen der Übersichtlichkeit, nur für den Berufsverbleibsko-
effizienten als AV statt.
Zwischen den Geschlechtern sind Unterschiede im Mittelwert des Berufsverbleibskoeffizienten erkennbar (weiblich M = 0,45; männlich M = 0,37; divers[33] M
= 0,35), diese sind jedoch nicht signifikant (T-Test siehe *Anhang A16*).
Das Alter der Proband*innen zeigt ebenfalls keinen signifikanten Effekt auf den
Berufsverbleib (r_s = 0,026; p = 0,538).
Für die Überprüfung der Mittelwertunterschiede nach Schulabschluss wird in
Abschlüsse, die zum Hochschulzugang berechtigen (Fachhochschulreife, Abitur) und anderen (Hauptschulabschluss, mittlerer Schulabschluss), dichotomisiert und ein T-Test durchgeführt. Bei vorliegender Varianzhomogenität zeigt
sich ein hochsignifikanter Unterschied der Mittelwerte (ohne Hochschulzugangsberechtigung M = 0,51; mit Hochschulzugangsberechtigung M = 0,37) mit
schwacher Effektstärke[34] (r = 0,234; p = 0,000). Auch für das Vorhandensein
einer Vorausbildung zeigt sich eine Differenz der Mittelwerte (mit Vorausbildung
M = 0,54; ohne Vorausbildung M = 0,41), die sich im T-Test als hochsignifikant
und von geringer Stärke darstellt (r = 0,178; p = 0,000). Die zugehörige Teststa-
tistik ist jeweils *Anhang A16* zu entnehmen.

Soziodemografische Faktoren und Kohärenzgefühl

Das Alter der Teilnehmenden zeigt, wie auch deren Geschlecht und Schulabschluss, keinen überzufälligen Einfluss auf die Ausprägung ihres berufsbezoge-
nen Kohärenzgefühls (siehe *Anhang A17*).
Für die Vorausbildung ist im T-Test ein signifikanter Zusammenhang mit der
Ausprägung des W-SOC festzustellen, dessen Effektstärke allerdings kleiner
0,1 ist (mit Vorausbildung M = 43,90; ohne Vorausbildung M = 42,22; r = 0,092;
p = 0,032).

Soziodemografische Faktoren und Moralischer Disstress

Zwischen Variablen des Moralischen Disstresses und dem Alter der Teilnehmenden zeigt sich kein signifikanter Zusammenhang (siehe *Anhang A18*).

---

[33] Wird aufgrund der geringen Fallzahl (n = 2) und unklaren Zuordnung bei der Dichotomisie-
rung für den T-Test nicht berücksichtigt.
[34] Berechnung der Effektstärke in Anlehnung an die Methodenberatung der Universität Zürich
(UZH 2018b).

Ein T-Test zum Vergleich nach Geschlechtern, mit dem MDT-Gesamt als AV, zeigt einen signifikanten Mittelwertunterschied geringer Stärke (weiblich M = 5,89; männlich M = 4,97; r = 0,136; p = 0,002).

Der Schulabschluss zeigt keinen überzufälligen Einfluss auf die Parameter Moralischen Disstresses.

In Abhängigkeit der Vorausbildung zeigt sich für das MDPS ein signifikanter Mittelwertunterschied von vernachlässigbarer Effektstärke (mit Vorausbildung M = 453,12; ohne Vorausbildung M = 491,10; r = 0,086; p = 0,048).

4.3.5. Zum Zusammenhang ausbildungsbezogener Faktoren mit den untersuchten Phänomenen

In diesem Abschnitt werden Zusammenhänge von Variablen analysiert, die Fragestellung *F B.d)* betreffen.

Ausbildungsbezogene Faktoren und Berufsverbleib

Mittelwerttabellen dienen zur ersten Orientierung und sind in *Anhang A19* dargestellt. Erneut wird eine Testung der Signifikanz für bivariate Zusammenhänge nur mit dem Berufsverbleibskoeffizienten durchgeführt.

Auszubildende, die angeben, noch keinen mindestens vierwöchigen Praxiseinsatz absolviert zu haben, gaben eine signifikant höhere beabsichtigte Dauer, im Beruf zu verbleiben, an (Praxiseinsatz gehabt M = 0,43; noch keinen Praxiseinsatz gehabt M = 0,57; p = 0,014). Die Stärke dieses Effekts ist mit r = 0,105 gering. Bei der Beurteilung dieses Ergebnisses ist die recht geringe Zahl der Teilnehmenden ohne Praxiseinsatz zu bedenken (n = 30).

Ob sich die Proband*innen zum Zeitpunkt der Teilnahme in einer Praxisphase befanden, zeigt keine signifikante Auswirkung auf den Berufsverbleibskoeffizienten.

Die Mittelwertunterschiede zwischen dual Studierenden und anderen Auszubildenden sind zwar ‚noch' auf einem Niveau von 0,05 signifikant (Studium Dual M = 0,35; kein Studium M = 0,44; p = 0,049) ihre Effektstärke ist jedoch vernachlässigbar gering (r = 0,084).

Da nur wenige Befragte eine andere Ausbildung absolvieren, als die zur/zum Gesundheits- und Krankenpfleger*in oder Gesundheits- und Kinderkrankenpfleger*in, werden nur Signifikanztests für diese beiden Gruppen durchgeführt. Ein

T-Test zeigt allerdings keine signifikanten Unterschiede zwischen beiden Gruppen in Hinblick auf deren beabsichtigte Verweildauer in Patient*innen-nahen Arbeitsbereichen.

Der mögliche Zusammenhang zwischen Ausbildungstand, operationalisiert durch Abfrage des Ausbildungsbeginns, und Berufsverbleibskoeffizient wird per Rangkorrelation nach Spearman überprüft und stellt sich als nicht signifikant dar.

Die Mittelwerttabelle deutet bereits an, dass das durch die Ausbildung primär angestrebte Ziel ein wirkmächtiger Einflussfaktor auf die Variablen des Berufsverbleibs zu sein scheint (*Anhang A19*). Für den T-Test wird die Variable dichotomisiert. Das Ziel nach der Ausbildung ,am Bett' zu arbeiten wird hier zur ersten Ausprägung, alle anderen Ziele zur zweiten zusammengefasst. Der Levene-Test zeigt keine hinreichende Varianzgleichheit (p = 0,007). Da der Berufsverbleibskoeffizient nicht normalverteilt ist und die beiden Gruppen recht unterschiedlich groß sind, wird auf die Interpretation des T-Tests verzichtet, denn die Wahrscheinlichkeit einer falschen Annahme oder Ablehnung der Nullhypothese wäre dann erheblich erhöht (in Anlehnung an Bortz und Schuster 2010, 122-123). Es erfolgt ein parameterfreier U-Test, der einen hochsignifikanten Mittelwertunterschied mittlerer Effektstärke[35] ergibt (Ziel Pflege M = 0,54; anderes Ziel M = 0,25; r = 0,490; p = 0,000). Alle Signifikanztests sind in *Anhang A19* einzusehen.

Ausbildungsbezogene Faktoren und Kohärenzgefühl

Da die Erhebung des Work-SOC für Auszubildende ohne Praxiserfahrung gefiltert wurde, liegen für diese Gruppierungsvariable keine Mittelwerte vor. Alle anderen Mittelwerte der W-SOC-Skala in Abhängigkeit ausbildungsbezogener Faktoren sind den Tabellen in *Anhang A20* zu entnehmen.

Weder für die Frage nach dualem Studium noch denen nach aktueller Praxisphase oder Art der Ausbildung zeigen sich signifikante Mittelwertdifferenzen beim arbeitsbezogenen Kohärenzgefühl.

Zwischen dem Ausbildungsstand anhand des Ausbildungsbeginns und dem Work-SOC liegt ein hochsignifikanter schwacher Zusammenhang vor (r_s =

---

[35] Berechnung der Effektstärke in Anlehnung an die Methodenberatung der Universität Zürich (UZH 2018c).

0,122; p = 0,004). Zu beachten ist, dass ein höherer Wert beim Ausbildungsbeginn bedeutet, dass ein geringerer Ausbildungsstand vorliegt. Für die vorliegende Korrelation bedeutet dies, dass ein weiter fortgeschrittener Ausbildungsstand negativ mit dem arbeitsbezogenen Kohärenzgefühl zusammenhängt. Auszubildende mit dem Ziel, Patient*innen-nah in der Pflege zu arbeiten, weisen mit 43,37 einen durchschnittlich höheren W-SOC-Score auf als Proband*innen mit anderen Zielen (M = 41,25). Dieser Unterschied ist im T-Test sehr signifikant und von geringer Effektstärke (r = 0,135; p = 0,002).

Ausbildungsbezogene Faktoren und Moralischer Disstress

Die Mittelwerttabellen zum Moralischen Disstress finden sich in *Anhang A20*.

Für die MDPS finden sich keine signifikanten Mittelwertunterschiede oder Zusammenhänge mit Faktoren, welche die Ausbildung betreffen.

Mittelwerte des MDT-Gesamt sind nicht signifikant abhängig von dualem Studium oder aktueller Praxisphase.

Ein T-Test, gruppiert nach Gesundheits- und Krankenpflege- und Gesundheits- und Kinderkrankenpflegeausbildung, zeigt für das MDT-Gesamt sehr signifikante Mittelwertunterschiede von schwacher Effektstärke (Gesundheits- und Krankenpflege M = 5,80; Gesundheits- und Kinderkrankenpflege M = 4,87; r = 0,114; p = 0,010).

Der Ausbildungsbeginn korreliert sehr signifikant, schwach negativ mit dem MDT-Gesamt (r_s = -0,113; p = 0,009).

Proband*innen, deren Ziel es ist, nach der Ausbildung in Patient*innen-nahen Tätigkeitsbereichen zu arbeiten, erreichen einen geringeren Mittelwert auf dem MDT-Gesamt (M = 5,55) als Auszubildende mit anderen primären Zielen (M = 6,08). Dieser Unterschied ist im T-Test signifikant, seine Effektstärke gering (r = 0,108; p = 0,012). Die SPSS®-Ausgabe der durchgeführten Tests ist in *Anhang A21* zu finden.

5. Erkenntnisse

5.1. Ergebnisdiskussion im Kontext der Fragestellungen

Die in *Abschnitt 1.2.2.* aufgestellten Forschungsfragen werden in diesem Unterkapitel, auf Grundlage der erhobenen und in *Kapitel 4* ausgewerteten Daten,
diskursiv beantwortet, soweit dies möglich ist. Die Diskussion der Ergebnisse
im Gesamtzusammenhang der in dieser Arbeit gewonnenen Erkenntnisse findet
anschließend in *Unterkapitel 5.2.* statt.

5.1.1. Fragestellungen der deskriptiven Zieldimension

*F A.a) Welche soziodemografischen Merkmale weisen die Auszubil-
denden auf?*

Die teilnehmenden Auszubildenden sind mehrheitlich weiblichen Geschlechts
und jünger als 26 Jahre. Die Verteilung nach Geschlecht entspricht in der Stichprobe somit in etwa den vom Landesamt für Statistik Baden-Württemberg berichteten Ergebnissen (siehe *Unterkapitel 3.1.* und *Abschnitt 4.2.1.*). Für die Ge-
sundheits- und Kinderkrankenpflege zeigt sich eine überproportionale Teilnahme männlicher Auszubildender (3,4 % in BW vs.
11,1 % in der Stichprobe). Auszubildende mit mittlerem Schulabschluss stellen
die größte Gruppe der Proband*innen nach erreichtem Bildungsabschluss. Jedoch ist über die Hälfte der Befragten durch Fachhochschulreife oder Abitur
hochschulzugangsberechtigt. Dieser Anteil ist deutlich höher als in der deutschlandweiten PABiS Studie von 2006 (Blum et al. 2006, 86) und zugleich wesentlich geringer als bei untersuchten Auszubildenden in Berlin und Brandenburg
(Golombek und Fleßa 2011, 5). Da keine aktuellen Vergleichsdaten aus Baden-
Württemberg vorliegen, ist eine Aussage darüber, inwieweit die Stichprobe bei
der vorliegenden Arbeit, in Hinblick auf die Bildungsabschlüsse, die Grundgesamtheit abbildet, nicht möglich. Circa ein Fünftel der Auszubildenden hat bereits eine andere Ausbildung oder ein Studium absolviert.

F A.b) Welche ausbildungsbezogenen Merkmale weisen die Auszubildenden auf?

Der mit deutlichem Abstand größte Teil der Befragten wird in der Gesundheits- und Krankenpflege ausgebildet. Es folgen die Auszubildenden der Gesundheits- und Kinderkrankenpflege. Die Zahl der Teilnehmenden aus Krankenpflegehilfeberufen und generalistischen Ausbildungsgängen liegt bei jeweils nur zwölf. Verglichen mit den Daten des statistischen Landesamtes sind Gesundheits- und Krankenpflege sowie generalistische Ausbildung in der Stichprobe überrepräsentiert.

Ein knappes Zehntel der Auszubildenden absolviert ein duales Pflegestudium, Proband*innen in Pflegehilfsberufen, denen diese Möglichkeit nicht offensteht, sind hierbei nicht berücksichtigt.

Der Ausbildungsstand der Teilnehmenden variiert, nur ein geringer Teil hat im Laufe der Ausbildung noch keine Praxiserfahrung gesammelt. In etwa die Hälfte der Befragten befand sich zum Zeitpunkt der Befragung in einer Praxisphase. Nach der Ausbildung in Patient*innen-nahen Tätigkeitsbereichen der Pflege zu arbeiten, ist die primäre Zielsetzung der meisten Befragten. Jedoch dominieren bei einem nicht unerheblichen Anteil, von deutlich über einem Drittel, andere Zielsetzungen. Das Anschließen eines pflegespezifischen Studiums und das Überbrücken der Wartezeit auf einen nicht pflegespezifischen Studienplatz erreichen hier nahezu identische Anteile. Nicht näher spezifizierte andere Ziele werden etwa doppelt so häufig genannt.

Während viele der hier dargelegten ausbildungsbezogenen Merkmale vorwiegend der Beschreibung der Stichprobe dienlich sind, scheinen zwei Erkenntnisse unter Berücksichtigung der übergeordneten Zielsetzung dieser Arbeit (siehe 1.2.2.) hervorhebenswert:

Die Überrepräsentation der Gesundheits- und Krankenpflegeauszubildenden ist aus methodischen Gesichtspunkten von Interesse, da sie andeutet, dass Stichprobenziehung und/oder Feldzugang kritisch zu reflektieren sind.

Inhaltlich sind die Zielsetzungen der Befragten bedeutsam. Insbesondere die Erkenntnis, dass bereits während der beruflichen Primärqualifikation ein erheblicher Teil der Auszubildenden zuvorderst andere Ziele als die Arbeit in Patient*innen-nahen Pflegebereichen verfolgt.

F A.c) Wie stellt sich der erwartete Berufsverbleib der Auszubildenden dar?

Lediglich 5,8 % der Befragten beabsichtigen bis zum Renteneintritt in Patient*innen-nahen Bereichen der Pflege zu arbeiten. Im Mittel glauben die Auszubildenden, bis zu einem Alter von in etwa 41 Jahren einer solchen Tätigkeit nachzugehen. Die durchschnittliche erwartete Verweildauer im Pflegeberuf liegt bei etwa 19 Jahren und entspricht weniger als der Hälfte der theoretisch möglichen Zeit.

Bemerkenswerterweise geben die Proband*innen im Mittel an, länger selbst im Beruf arbeiten zu wollen, als sie es im Allgemeinen für möglich halten. Nicht minder erstaunlich erscheint es, dass Teilnehmende, die anstreben als Pflegekräfte zu arbeiten, auf die Frage nach dem Beschäftigungsumfang ‚gar nicht' antworteten. Während sich dieses, zunächst paradox erscheinende, Antwortverhalten wohl am ehesten durch das Missverstehen der Frage erklären lässt, scheinen für die Differenz aus selbst geplantem und maximal möglichem Berufsverbleib weitere Erklärungsansätze plausibel. Beispielsweise ist es denkbar, dass für die Auszubildenden, angesichts ihres durchschnittlich jungen Alters und folglich erwartbar guter körperlicher Konstitution, die Mühen der Pflegearbeit im höheren Alter noch abstrakt erscheinen. So kennen sie diese vermutlich durch Schilderungen älterer examinierter Kolleg*innen, beziehen dies möglicherweise aber nur bedingt auf die eigene Zukunft. Außerdem ist nicht auszuschließen, dass ein Verbleib im Beruf über das ‚eigentlich Mögliche' hinaus erwartet wird, da dieser zur Sicherung von ausreichendem Einkommen oder aus anderen Gründen unabdingbar erscheint.

In dieser empfundenen Alternativlosigkeit könnte auch die Begründung des ‚nur' mittelstarken negativen Zusammenhangs zwischen Berufsverbleibskoeffizient und Häufigkeit der Gedanken an den Berufsausstieg liegen (r_s = -0,425; p = 0,000). Betrachtet man nur die Gruppe der Teilnehmenden, die das Ziel verfolgen ‚am Bett' zu arbeiten, so reduziert sich die Stärke des Zusammenhangs gar auf r_s = -0,285 (p = 0,000), womit er nach Cohen als schwach zu bezeichnen wäre (1992, 157). Dass mitunter eine lange Verweildauer im Pflegeberuf trotz häufiger Gedanken an das Verlassen des Pflegeberufs erwartet wird, verdeutlichen auch vier Fälle, die, trotz täglicher Gedanken an den Berufsausstieg, einen erwarteten Verbleib von über 25 Jahren angeben.

Insgesamt beschäftigen sich die Auszubildenden der Stichprobe erkennbar häufiger mit dem Verlassen des Pflegeberufs als dies die Befragten der NEXT-Studie angaben (Hasselhorn et al. 2005, 138). Eine ähnliche Verteilung wie bei der Frage nach den Gedanken an den Berufsausstieg stellt sich bei der Häufigkeit des Nachdenkens über eine andere Ausbildung oder ein anderes Studium dar. Entsprechend hoch ist die Stärke der Korrelation zwischen der Häufigkeit der Gedanken an Ausstieg und den Überlegungen andere Bildungsmöglichkeiten zu ergreifen (r_s = 0,804; p = 0,000).

Betrachtet man nur die Antworten der Auszubildenden, die als primäres Ziel die Arbeit in der Pflege angeben, so zeigt sich für die Gedanken an den Berufsausstieg ein ähnliches Bild wie bei Hasselhorn et al. (2005, 138). In etwa die Hälfte der Proband*innen dachte innerhalb des letzten Jahres nie über das Verlassen des Berufes nach, in etwa jede/r fünfte jedoch mindestens mehrmals im Monat. Zusammenfassend ist auf die Frage nach dem Berufsverbleib also festzuhalten, dass Auszubildende insgesamt länger planen, im Beruf zu verbleiben, als dies in der öffentlichen Diskussion und mancher Publikation (bspw. DBfK o.J.; Flieder 2002, 23) dargestellt wird. Viel mehr treffen die erhobenen Werte jene Veröffentlichungen, die von, für klassische Frauenberufe, verhältnismäßig langen Verweildauern ausgehen (bspw. Hall 2012, 17; Behrens, Horbach, und Müller 2009, 5-6; Braun und Müller 2005, 139; Born 2001, 112-113). Problematisch scheint jedoch der geringe Anteil der Auszubildenden, die sich tatsächlich einen Berufsverbleib in Patient*innen-nahen Tätigkeitsbereichen bis zum Eintritt ins Rentenalter vorstellen können. Dieser liegt deutlich niedriger, als ähnliche Fragen älterer Untersuchungen erwarten ließen (bspw. Isfort et al. 2010, 44).

F A.d) Wie ist das Kohärenzgefühl der Auszubildenden ausgeprägt?

Der Summenscore des arbeitsbezogenen Koheränzgefühls der Teilnehmenden liegt Durchschnittlich bei 42,59, was einem Mittelwertscore von 4,73 entspricht. Deutliche Unterschiede zeigen sich in den Mittelwerten der einzelnen Items. Fragen zur Sinnhaftigkeit (M = 5,65) der Arbeit werden deutlich positiver beantwortet als Items, die sich auf Verstehbarkeit (M = 4,29) oder Handhabbarkeit (M = 4,24) beziehen. Die Auszubildenden empfinden ihre Tätigkeit in besonderem Maße als bedeutend (M = 5,94), den geringsten Mittelwert erzielt die Frage nach der Vorhersehbarkeit der Arbeit (M = 3,74).

Bei Bauer et al., deren Ergebnisse auf einer Stichprobe von 1084 Personen unterschiedlicher Berufe beruht (2015, 23), zeigte sich für die Gesamtskala ein Mittelwert von 5,12. Handhabbarkeit (M = 4,60), Verstehbarkeit (M = 5,05) und Sinnhaftigkeit (M = 5,56) unterschieden sich auch hier zugunsten der Sinnhaftigkeit (Bauer et al 2015, 25), wenngleich weniger deutlich als in der hier vorliegenden Untersuchung.

Es ist also auf Grundlage der erhobenen Daten im Kontext der Studie von Bauer et al. zu konstatieren, dass Auszubildende in Gesundheits- und (Kinder-) Krankenpflegeberufen ein insgesamt unterdurchschnittlich ausgeprägtes arbeitsbezogenes Kohärenzgefühl aufweisen. Dies entspricht auch Schenks Ergebnissen bei der Erhebung des globalen SOC von Gesundheits- und Krankenpflegeauszubildenden (2016, 50). Zugleich ist hervorzuheben, dass die Arbeit in der Pflege als äußerst sinnhaft empfunden wird, die Wahrnehmung von Verstehbarkeit und Handhabbarkeit demgegenüber allerdings deutlich abfällt. Bei der Interpretation dieser Differenz ist zu berücksichtigen, dass Bauer et al. Berufstätige befragt haben, die sich nicht mehr in Ausbildung befanden. Es ist nicht auszuschließen, dass arbeitsbezogene Verstehbarkeit und Handhabbarkeit von Auszubildenden grundsätzlich als geringer wahrgenommen werden, da zu erwarten wäre, dass deren berufliche Handlungskompetenz weniger ausgeformt ist als die fertig ausgebildeter und gegebenenfalls langjährig erfahrener Arbeitskräfte[36].

F A.e) Wie häufig und belastend wird Moralischer Stress von Auszubildenden in der praktischen Ausbildung wahrgenommen?

Bezogen auf die gesamte praktische Ausbildung geben die Befragten mit Hilfe des MDT (Wertebereich 1 - 11) an, durch Moralischen Disstress unangenehm bis sehr unangenehm belastet zu sein (M = 5,74). Werden nur die vergangenen sieben Tage in die Abfrage einbezogen zeigt sich ein etwas geringerer Belastungswert (M = 4,76). Im folgenden Vergleich mit Ergebnissen anderer Publikationen ist zu bedenken, dass andere Autoren die Werte der Variablen, analog

---

[36] Bei Berechnung von Rangkorrelationen zwischen Ausbildungsbeginn und den Dimensionen des W-SOC zeigt sich kein Zusammenhang, der andeutet, dass ein fortgeschrittener Ausbildungsstand mit einem zunehmenden Gefühl von Verstehbarkeit (r_s = 0,087; p = 0,043) und Handhabbarkeit (r_s = 0,037; p = 0,391) zusammenhängt.

zur Beschriftung des Instruments, von 0 bis 10 festlegen, während in der vorliegenden Arbeit eine Kodierung von 1 bis 11 stattfindet. Die Angepassten Mittelwerte dieser Arbeit lägen somit bei 4,74 für das MDT-Gesamt und 3,76 für das
MDT-Aktuell.

Bei Wocial und Weaver, welche das MDT entwickelten, geben 529 teilnehmende Pflegekräfte US-amerikanischer Kliniken durchschnittlich einen Wert
von 2,9 auf dem MDT (0 - 10) an (2013, 171). Zeitlicher Bezug dieser Befragung
waren die vergangenen zwei Wochen (Wocial und Weaver 2013, 169). Die angegebenen Werte waren somit niedriger als bei den hier befragten Auszubildenden.

Ebenfalls mit Bezug auf die vergangenen zwei Wochen fand das MDT (0 - 10)
bei Graeb Anwendung, der als Zielgruppe examinierte Pflegekräfte auf Intensivstationen im Großraum Stuttgart beforschte (2018, 52-53). Mit einem Mittelwert von 4,46 (Graeb 2018, 69) lag die von dieser Zielgruppe angegebene Belastung durch Moral Distress, mit Bezug auf die unmittelbar vergangene Zeit,
höher als bei den im Rahmen der vorliegenden Arbeit befragten Auszubildenden. Verglichen mit der gesamten Belastung durch ethische Probleme während
der Ausbildung ist hingegen der Wert der hier befragten Auszubildenden höher.

Die mit Hilfe der MDPS (Wertebereich 0 - 1010) erhobene Belastung durch Moralischen Disstress zeigt mit einem Mittelwert des Summencores von 482,84
eine ähnliche Verortung auf der Skala wie beim MDT-Gesamt knapp unterhalb
der Skalenmitte.

Die größte Belastung wird dem Item ‚Andere Mitarbeiter verhalten sich schlecht
und ich kann nichts dagegen machen' zugeschrieben (M = 64,73). Am wenigsten werden Auszubildende durch Situationen belastet, in denen sie sich trotz
fachlich richtiger Handlung schlecht fühlen (M = 30,86). Diese Zahlen müssen
allerdings im Kontext der Tatsache betrachtet werden, dass 212 der 519 bei
dieser Frage gültigen Fälle angeben, Situationen dieser Art nie erlebt zu haben
und für diese somit ein Belastungswert von null berechnet wird. Wertet man nur
die Fälle aus, welche die entsprechenden Situationen kennen, steigen die Mittelwerte erheblich. Der Unterschied zwischen der Belastung der drei Dimensionen von Moralischem Disstress reduziert sich bei dieser Herangehensweise
zwar deutlich, bleibt insgesamt aber bestehen.

Die Angaben zur Häufigkeit des Erlebens potentiell ethisch belastender Situation folgen einem ähnlichen Muster wie die Nennungen zur Belastung. Die in den Items des Moral-Constraint Distresses geschilderten Situationen werden am häufigsten erlebt. Am seltensten geben die Auszubildenden an, ethische Dilemmata zu erleben. Wie zuvor ausgeführt, erklärt sich hierin auch ein erheblicher Anteil der Differenz bei den genannten Belastungen. Ethisch reflexionswürdige Situationen, wie beispielsweise ethische Dilemmata, offenbaren sich nicht zwangsläufig einer oder einem Jeden als solche (in Anlehnung an Linde 2018, 57). Viel mehr setzt das Erkennen ethischer Probleme ein gewisses Maß ethischer Kompetenzen voraus (Riedel et al. 2017, 164). Da die Ethikkompetenz der Auszubildenden unter Umständen noch in Entwicklung begriffen ist, könnte hierin ein Erklärungsansatz für das Antwortverhalten der Teilnehmenden liegen. Darüber hinaus wurde bereits in *Abschnitt 2.3.2.* begründet, warum, aufgrund der besonderen Situation Auszubildender, insbesondere Belastungen durch Moral-Constraint und Moral-Uncertainty Distress zu erwarten wären.

5.1.2. Fragestellungen der analytischen Zieldimension

F B.a) Wie beeinflussen Kohärenzgefühl und Moralischer Stress den erwarteten Berufsverbleib?

Zur Bearbeitung dieser Fragestellung werden zwei der formulierten Forschungshypothesen herangezogen.

I. Das arbeitsbezogene Koheränzgefühl der Auszubildenden hat positiven Einfluss auf deren Berufsverweildauer in Patient*innen-nahen Tätigkeitsbereichen des Pflegeberufs.

Die Überprüfung der ersten Forschungshypothese findet mit Hilfe der Berechnung einer Rangkorrelation nach Spearman statt. Als Maß des arbeitsbezogenen Kohärenzgefühls wird der Summenscore der W-SOC-Skala gewählt, der Berufsverbleib wird über den Berufsverbleibskoeffizienten operationalisiert. Es werden nur Fälle einbezogen, bei denen die Teilnehmenden das Ziel angeben, nach der Ausbildung in Patient*innen-nahen Tätigkeitsfeldern als Pflegekraft zu arbeiten. Arbeitsbezogenes Kohärenzgefühl und beabsichtigter Berufsverbleib

korrelieren hochsignifikant (p = 0,000). Die Nullhypothese ist folglich zu verwer-
fen. Die Stärke des Zusammenhangs liegt mit r_s = 0,302 knapp im mittleren Bereich.

II. *Die empfundene Belastung der Auszubildenden durch Moralischen*
     Disstress hat negativen Einfluss auf deren Berufsverweildauer in Pa-
     tient*innen-nahen Tätigkeitsbereichen des Pflegeberufs.

Auch für den zweiten Hypothesentest werden Rangkorrelationen berechnet. Erneut wird die Verweildauer im Pflegeberuf per Berufsverbleibskoeffizient bestimmt und nur Fälle mit Zielsetzung ‚Arbeit in der Pflege‘ werden berücksichtigt.
Als Maß des Moralischen Disstresses werden die Ergebnisse des MDT-Gesamt
herangezogen. Es zeigt sich kein signifikanter Zusammenhang (p = 0,182), die
Nullhypothese gilt somit.

Während sich die Hypothese zum Zusammenhang von Kohärenzgefühl und Berufsverbleib bestätigt, besteht entgegen der Vorannahmen kein unmittelbarer
statistischer Zusammenhang des Erlebens ethischer Belastungen und der beabsichtigten Verweildauer im Pflegeberuf.

Allerdings zeigt sich, dass signifikante Zusammenhänge zwischen Moralischem
Disstress und der Häufigkeit der Gedanken an einen Berufsausstieg (r_s = 0,279;
p = 0,000) sowie der Frage nach dem maximal vorstellbaren Berufsverbleib (r_s
= 0,171; p = 0,002) bestehen. Für das arbeitsbezogene Kohärenzgefühl liegen
ebenfalls überzufällige, etwas stärkere Korrelationen mit den Gedanken an das
Verlassen des Berufs (r_s = -0,317; p = 0,000) und dem, im Allgemeinen, maximal
vorstellbaren Berufsverbleib (r_s = 0,285; 0,000) vor.

F B.b) Wie stellt sich der Zusammenhang zwischen Kohärenzgefühl
und der   Belastung durch Moralischen Stress dar?

Zur Beantwortung dieser Fragestellung wird zunächst die dritte Forschungshypothese überprüft.

III. *Die empfundene Belastung Auszubildender durch Moralischen Dis-*
      stress hat negativen Einfluss auf deren arbeitsbezogenes Kohärenz-
      gefühl.

Da die Voraussetzungen zur Berechnung einer einfachen linearen Regression gegeben sind, wird die Hypothese anhand dieses Verfahrens getestet. MDT-Gesamt stellt die UV dar, während der Summenscore der W-SOC-Skala als AV dient. In der Regressionsanalyse zeigen sich sowohl Gesamtmodell als auch Koeffizient auf einem Niveau von p = 0,000 als hochsignifikant. Die Nullhypothese wird abgelehnt. 15,2 % der Varianz des arbeitsbezogenen Kohärenzgefühls werden durch Moralischen Disstress determiniert (R^2 = 0,152). Nach Cohen entspricht dies einem starken Effekt (f = 0,423) (1992, 157).

Während sich das Empfinden der Sinnhaftigkeit eher geringfügig durch Moralischen Disstress beeinflussen lässt (r_s = -0,182; p = 0,000), ist der Zusammenhang zwischen Moralischem Disstress und Verstehbarkeit von mittlerer Stärke (r_s = -0,395; p = 0,000). Der Einfluss auf das Gefühl der Handhabbarkeit bewegt sich mit r_s = -0,249 zwischen dem der beiden anderen Dimensionen (p = 0,000). Die relative Robustheit des Empfindens der Sinnhaftigkeit gegenüber Moralischem Disstress entspricht auch den Ergebnissen von Ando und Kawano (2018, 575).

Die Belastung durch Moralischen Disstress scheint sich somit auf das arbeitsbezogene Kohärenzgefühl negativ auszuwirken.

F B.c) Wie verhalten sich erwarteter Berufsverbleib, Kohärenzgefühl und Moralischer Stress in Abhängigkeit soziodemografischer Merkmale?

Eine umfangreiche Darstellung der überprüften soziodemografischen Einflussfaktoren ist *Abschnitt 4.3.4.* zu entnehmen. Es folgt eine zusammenfassende Betrachtung zur Beantwortung der Fragestellung *F B.c)*.

Insgesamt scheint der Einfluss soziodemografischer Faktoren auf die untersuchten Phänomene nur geringfügig zu sein. Lediglich die Bildungsbiografie der Auszubildenden zeigt statistisch signifikante Zusammenhänge mit deren beabsichtigtem Berufsverbleib.

Auch die Ausprägung des arbeitsbezogenen Kohärenzgefühls zeigt keine nennenswerten Unterschiede unter Berücksichtigung der Soziodemografie der Befragten. Hier zeigt sich ein Unterschied zu den Ergebnissen von Bauer et al., die ein stärker ausgeprägtes Work-SOC bei Frauen feststellten (2015, 26).

Ebenso zeigte sich dort ein positiver Zusammenhang zwischen Bildungsabschlüssen und arbeitsbezogenem Kohärenzgefühl, der nach den Autor*innen
insbesondere durch die Verstehbarkeitswerte in Abhängigkeit des Berufsab-
schlusses (Ausbildung vs. Studium) begründet lag (Bauer et al. 2015, 26) und
somit für die Auszubildenden nicht erwartbar ist.

Für die empfundene Belastung durch Moralischen Disstress sind lediglich in Abhängigkeit des Geschlechts Unterschiede erkennbar. Weibliche Teilnehmerinnen zeigen eine durchschnittlich höhere Belastung durch ethische Probleme in
der praktischen Ausbildung. Die Effektstärke dieses Unterschieds ist allerdings
gering.

**F B.d) Wie verhalten sich erwarteter Berufsverbleib, Kohärenzgefühl
und Moralischer Stress in Abhängigkeit ausbildungsbezogener
Merkmale?**

Erneut wird für umfangreichere Ausführungen auf die analytische Ergebnisdarstellung verwiesen (*Abschnitt 4.3.5.*).

Teilnehmende, die noch ohne Praxiserfahrung während ihrer Ausbildung sind,
beabsichtigen durchschnittlich länger im Pflegeberuf zu arbeiten. Diese Erkenntnis könnte als Hinweis auf die Auswirkungen eines desillusionierenden
Erstkontakts mit der pflegeberuflichen Realität, mitunter als ‚Praxisschock' bezeichnet, interpretiert werden. Die Effektstärke des gefundenen Mittelwertunterschieds ist allerdings gering. Der deutliche Zusammenhang zwischen primärer
Zielsetzung durch die Ausbildung und angestrebten Verbleib im Beruf ist naheliegend. Am längsten beabsichtigen Auszubildende in Patient*innen-naher Tätigkeit zu arbeiten, wenn sie dies auch als das vorherrschende, durch die Ausbildung zu erreichende, Ziel ansehen. Proband*innen, die lediglich die Wartezeit
auf ein nicht pflegespezifisches Studium überbrücken wollen, erreichen die geringsten Werte beim Berufsverbleibskoeffizienten.

Das Gefühl von Sinnhaftigkeit, Handhabbarkeit und Verstehbarkeit der beruflichen Situation weist statistisch signifikante Zusammenhänge mit dem Ausbildungsstand auf. Das arbeitsbezogene Kohärenzgefühl nimmt im Verlauf der
Ausbildung eher ab. Dieser Zusammenhang ist zwar von geringer Stärke, zugleich erstaunt es jedoch, dass die Verstehbarkeit der Arbeit mit vermeintlich
zunehmendem Kompetenzniveau eher abnimmt. Möglicherweise vergrößern

sich die Kompetenzen der Auszubildenden nicht in gleicher Geschwindigkeit wie die Komplexität der an sie gestellten Aufgaben. Denkbar wäre auch, dass, mit besserem Gesamtverständnis der Arbeit, die Probleme des Berufsfeldes besser erkannt werden und das Gefühl der Verstehbarkeit daher abnimmt. Auszubildende, mit dem Ziel tatsächlich im Pflegeberuf zu arbeiten, zeigen ein etwas höheres arbeitsbezogenes Kohärenzgefühl als jene, die andere Ziele verfolgen. Hier ist nicht auszuschließen, dass das SOC in dieser Beziehung eher Ursache denn Folge darstellt.

In der Gesundheits- und Kinderkrankenpflegeausbildung werden geringere Werte auf dem MDT-Gesamt angegeben als in der Gesamtstichprobe. Dies könnte mit den beruflichen Anforderungen in Zusammenhang stehen und entspricht den Ergebnissen von Wocial und Weaver, in deren Studie ‚Pediatric Nurses' durchschnittlich ebenfalls niedrigere MDT-Werte markierten (2013, 171). Die Belastung durch Moralischen Disstress scheint im Lauf der Ausbildung zuzunehmen, darauf weist ein schwach negativer, signifikanter Zusammenhang zwischen Ausbildungsbeginn und MDT-Gesamt hin. Für die Beziehung zwischen Moralischem Disstress und dem durch die Ausbildung angestrebten Ziel stellt sich die Frage nach dem Ursache-Wirkungs-Zusammenhang. Es ist denkbar, dass weniger Moralischer Disstress das Ziel begünstigt, in der Pflege arbeiten zu wollen. Andererseits ist es möglich, dass Auszubildende, die darauf hinarbeiten den Pflegeberuf auszuüben, gegenüber ethischer Probleme bewusst Distanz einnehmen. Somit könnte dies als Frühzeichen einer möglichen moralischen Desensibilisierung verstanden werden, wie sie Kersting in der Kälteellipse beschreibt (in Anlehnung an Kersting 2016, 60). Angesichts der geringen Stärke des Zusammenhangs und der rein quantitativen Erhebungsmethode sollte diesen Überlegungen allerdings zunächst mit Zurückhaltung begegnet werden.

5.2. Zusammenfassende Ergebnisdiskussion

Die stattgefundene Bearbeitung der feingliedrigen Forschungsfragen dient als Fundament der nun folgenden Diskussion der Forschungsergebnisse im Gesamtkontext dieser Arbeit. Hierzu werden Erklärungsansätze für die empirischen Erkenntnisse formuliert, die jedoch einer weiteren Überprüfung in Form aufbauender Forschung bedürfen. Die in *Abschnitt 2.4.1.* zu findende *Abbildung*

1 veranschaulicht die Vorannahmen, die dieser Ergebnisdiskussion zugrunde-
liegen.

Die Erkenntnisse der quantitativen Datenanalyse zeigen, dass es sowohl zwischen Kohärenzgefühl und Berufsverbleib als auch zwischen Moralischem Disstress und Kohärenzgefühl Zusammenhänge gibt. Die von Buchegger-Traxler
theoretisch begründete Annahme, dass sich ein Erleben der Berufspraxis als
sinnhaft, verstehbar und handhabbar positiv auf die Verweildauer im Pflegeberuf auswirkt (2014, 333-334) kann somit empirisch gestützt werden. Da ein Vergleich mit der Erhebung von Bauer et al. die Einschätzung nahelegt, dass das
arbeitsbezogene Kohärenzgefühl der Pflegeauszubildenden insgesamt eher
unterdurchschnittlich ausgeprägt ist, scheint die Stärkung des Work-SOC sinnvoll und notwendig. Inwieweit dies mit dem Kompetenzniveau der Auszubildenden zusammenhängt, ist auf Grundlage der vorliegenden Arbeit nicht einzu-
schätzen. Ein weiter fortgeschrittener Ausbildungsstand zeigt zumindest keinen
positiven Einfluss auf das arbeitsbezogene Kohärenzgefühl[37]. Die Tatsache,
dass das Empfinden der arbeitsbezogenen Sinnhaftigkeit bei den Auszubildenden bereits überdurchschnittlich ausgeprägt ist, könnte dafür sprechen, dass
eine Zunahme der beruflichen Handlungskompetenz dem Work-SOC zuträglich
ist. So scheint es plausibel, dass Handhabbarkeit und Verstehbarkeit der Arbeit
vom individuellen Kompetenzniveau beeinflusst werden.

Als protektiver Gesundheitsfaktor könnte sich der Einfluss des Kohärenzgefühls
auf den Berufsverbleib im Laufe der Berufstätigkeit verstärken, da zukünftig auf-
tretende gesundheitliche Probleme nicht in die Einschätzung der Verweildauer
im Rahmen dieser Forschung einfließen konnten. Zugleich ist festzuhalten,
dass die prospektive Angabe des erwarteten Berufsverbleibs nicht mit der tatsächlichen Verweildauer im Pflegeberuf gleichzusetzen ist und eine Vielzahl
von Unwägbarkeiten zwischen der Befragung und einem eventuellen Berufsausstieg liegen.

Obgleich sich für Moralischen Disstress keine unmittelbaren Zusammenhänge
mit dem erwarteten Berufsverbleib zeigen, ist ein mittelbarer Einfluss, über den
Mediator Work-SOC, festzustellen. Da sich Moralischer Disstress als deutlicher

---

[37] Mögliche Gründe hierfür sind in *Abschnitt 5.1.2.* andiskutiert.

Prädiktor der Ausprägung des arbeitsbezogenen Kohärenzgefühls zeigt, welches wiederum mit dem beabsichtigten Berufsverbleib assoziiert ist, sind indirekte Auswirkungen des Moralischen Disstresses auf die Verweildauer im Pflegeberuf anzunehmen.

Trotz dessen gilt es zu fragen, warum der in mehreren Publikationen dargestellte Einfluss von Moralischem Disstress auf den Verbleib an der Arbeitsstelle oder im Beruf hier nicht statistisch abgebildet wird. Ein Erklärungsansatz könnte in der möglicherweise nicht hinreichend ausgeprägten Ethikkompetenz der Auszubildenden liegen, in deren Folge manche ethischen Probleme nicht als solche erkannt werden. Hierfür spricht insbesondere, dass ein erheblicher Anteil der Befragten angibt, ethische Dilemmata im vergangenen Praxiseinsatz nie erlebt zu haben. Diesem Erklärungsmuster entgegen steht allerdings, dass die Teilnehmenden durchaus erhebliche Belastungen aufgrund von Moralischem Disstress angeben. Folglich ist von der Fähigkeit der Auszubildenden, ethische Probleme wahrzunehmen, grundsätzlich auszugehen. Eventuell werden die ethischen Probleme als untrennbar mit der gegenwärtigen Pflegepraxis verbunden erlebt und die Auszubildenden, die beabsichtigen im Pflegeberuf zu arbeiten, befinden sich bereits in einem Prozess moralischer Desensibilisierung, mit dem Ziel, langfristig arbeitsfähig zu bleiben.

Auf Grundlage der gewonnenen Erkenntnisse wurde das Schaubild über die Zusammenhänge der drei zentralen Phänomene angepasst und in *Abbildung 8* dargestellt.

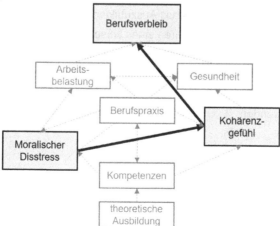

Abbildung 8 - Berufsverbleib, Kohärenzgefühl und Moralischer Disstress II

Insgesamt stellt sich der erwartete Berufsverbleib der Auszubildenden, mit über 19 Jahren in der gesamten Stichprobe, länger dar, als es der „Mythos vom Ausstiegs- und Sackgassenberuf" (Hall 2012, 16) nahelegt. Zugleich wird offenbar, dass bereits während der Ausbildung nur die wenigsten Pflegekräfte davon ausgehen, bis zum Rentenalter in Patient*innen-nahen Tätigkeitbereichen arbeiten zu können oder zu wollen.

Neben den nun ausgeführten Erkenntnissen zu Ausprägung und Zusammenhang der für diese Arbeit zentralen Phänomene, zeigen sich ‚nebenbefundliche' Auffälligkeiten, auf welche an dieser Stelle kurz eingegangen wird.

Während sich für viele soziodemografische wie ausbildungsbezogene Faktoren keine oder sehr schwache Zusammenhänge mit dem beabsichtigten Berufsverbleib zeigen, sind, in Abhängigkeit des Schulabschlusses der Proband*innen, merkliche Unterschiede der mittleren Verweildauer erkennbar. Während Auszubildende mit mittlerem Schulabschluss durchschnittlich davon ausgehen über 23 Jahre im Beruf zu verbleiben, sind es bei Abiturient*innen ungefähr 14 Jahre. Diese Unterschiede bilden sich auch in der durch die Ausbildung angestrebten Zielsetzung ab. In der Gesamtstichprobe beabsichtigen 63 % der Auszubildenden, durch die Ausbildung einen Arbeitsplatz in der Pflege antreten zu können. Bei Befragten mit mittlerem Schulabschluss beläuft sich dieser Anteil auf 79,2 %, während lediglich 41,1 % der Teilnehmenden mit Abitur dieses Ziel verfolgen.

Schließlich soll der empirische Hinweis auf die Folgen des ‚Praxisschocks' Erwähnung finden. Die Tatsache, dass Auszubildende vor ihrem ersten Praxiseinsatz mit durchschnittlich 25,7 Jahren einen wesentlich längeren erwarteten Berufsverbleib angeben als Teilnehmende, die bereits Praxiserfahrung im Rahmen der Ausbildung gesammelt haben (18,8 Jahre), deutet, trotz der geringen Fallzahl erstgenannter, auf die Notwendigkeit hin, sich dem Phänomen ‚Praxisschock' zuzuwenden.

6. Perspektiven

6.1. Retrospektiv

Das letzte Kapitel dieser Arbeit schließt mit einem Ausblick in die mögliche Zukunft des hier bearbeiteten Forschungsgebiets und ableitbaren Konsequenzen für die Pflege (-pädagogische) Praxis. Zunächst richtet sich der Blick jedoch zurück, indem der Verlauf der vorliegenden wissenschaftlichen Arbeit kritisch reflektiert und seine Limitationen transparent gemacht werden.

6.1.1. Reflexion des Forschungsverlaufs

Diese Masterarbeit verschreibt sich, wie in *Abschnitt 1.2.2.* bereits ausgeführt, auf übergeordneter Ebene dem Ziel, einen Beitrag zur zukünftigen Linderung des Fachkräftemangels in den Pflegeberufen Deutschlands zu leisten und versteht sich in ihrer methodischen Anlage als Grundlagenforschung. Somit kann sie sich dem übergeordneten Ziel nur mittelbar, durch die Generierung relevanter Erkenntnisse, annähern. Welche Erkenntnisse dies betrifft, wurde in den Forschungszielen dieser Arbeit konkretisiert. Diese ausdifferenzierten Ziele, die ebenfalls *Abschnitt 1.2.2.* zu entnehmen sind, konnten weitestgehend erfüllt werden.

Im Angesicht der, bei einer Qualifizierungsarbeit auf Masterniveau, relativ begrenzten Ressourcen, wird der erreichte Erkenntnisgewinn als zufriedenstellend eingeschätzt. Teile der theoretisch fundierten Vorannahmen konnten empirisch bestätigt werden. Andere Zusammenhänge zeigten sich nicht wie erwartbar und bieten somit die Grundlage weiterführender Fragestellungen. Es konnten Daten gewonnen und ausgewertet werden, die, für diese Zielgruppe und in dieser Form, bisher noch nicht vorlagen. Darüber hinaus wurde mit der MDPS eine Diskussionsgrundlage für ein Instrument zur Erhebung von Moralischem Disstress in der Pflegeausbildung entwickelt und dargestellt. Wohlwissend, dass diese Skala aufgrund der bisher stattgefundenen Testungen keineswegs als hinreichend validiert bezeichnet werden kann, deuten die bisher gewonnen Ergebnisse an, dass auf der Idee der MDPS aufgebaut werden könnte.

© Der/die Herausgeber bzw. der/die Autor(en), exklusiv lizenziert durch
Springer Fachmedien Wiesbaden GmbH, ein Teil von Springer Nature 2020
A. Küpper, *Berufsverbleib von Auszubildenden in der Pflege*, Best of Pflege,
https://doi.org/10.1007/978-3-658-29165-5_6

Der Forschungsprozess verlief, bis zum jetzigen Zeitpunkt, weitestgehend entsprechend der Planung. Herausforderungen bei Feldzugang und Rücklauf werden im nächsten Abschnitt dargelegt.

Die im ersten Kapitel begründete ethische Unbedenklichkeit dieser Forschung
hat sich nach Ansicht des Verfassers bestätigt. Auch nach Beendigung der empirischen Forschungsphase sind keine Faktoren oder Situationen bekannt, die
einem der im Ethikkodex der DGP formulierten Grundsätze entgegenstünden.
Somit kann seitens des Verfassers, für die vorliegende Arbeit in ihrer Gesamtheit, ein positives Fazit gezogen werden. Welchen Einschränkungen dieses unterliegt, wird nachfolgend ausgeführt.

6.1.2. Limitationen dieser Arbeit

Die im vorhergehenden Abschnitt angedeuteten Limitationen hinsichtlich der
untersuchten Stichprobe beziehen sich insbesondere auf den, im Hauptziel der
deskriptiven Zieldimension beschriebenen, Anspruch auf Repräsentativität der
Daten. Wenngleich Feldzugang und Stichprobenziehung so konzipiert waren,
dass theoretisch eine Vollerhebung möglich gewesen wäre, zeigen die Rücklaufquote von circa 6 % und die Rückmeldung einer Schulleitung, welche die
Befragung nicht weiterleitete, dass bei Weitem nicht alle Elemente der Grundgesamtheit erreicht werden konnten. Betrachtet man die Pflegeschulen als
Cluster, so wäre es, im Verständnis einer Klumpenstichprobe, theoretisch weiterhin möglich, repräsentative Daten zu gewinnen. Da aufgrund der vollständigen Anonymisierung keine Rückschlüsse auf die teilnehmenden Einrichtungen
und die Rückläufer innerhalb der einzelnen Schulen möglich sind, muss der Anspruch einer probabilistischen Stichprobe und somit Repräsentativität fallen ge-
lassen werden. Die mitunter deutlichen Abweichungen soziodemografischer
und ausbildungsbezogener Faktoren zwischen Stichprobe und Grundgesamtheit deuten in die gleiche Richtung. Es sind anhand dieser Arbeit somit keine
generalisierbaren Aussagen über die Auszubildenden in der Gesundheits- und
Krankenpflege, Gesundheits- und Kinderkrankenpflege oder Gesundheits- und
Krankenpflegehilfe in Baden-Württemberg möglich. Problematisch ist zudem,
dass lediglich für die Gruppe der Gesundheits- und Krankenpflegeauszubildenden, und mit Abstrichen die der Gesundheits- und Kinderkrankenpflege, statistisch aussagkräftige Fallzahlen generiert werden konnten.

Eine weitere Limitation betrifft die, für die theoretische Fundierung einbezogene, Literatur. Es konnten nur Publikationen einbezogen werden, die in deutscher oder englischer Sprache veröffentlicht wurden. Es ist nicht auszuschließen, dass Veröffentlichungen in anderen Sprachen zusätzlichen Erkenntnisgewinn ermöglicht hätten. Zudem kann, angesichts der großen Anzahl der Publikationen zu den bearbeiteten Phänomenen, nicht gänzlich ausgeschlossen werden, dass, trotz gewissenhafter Recherche, Schriften nicht einbezogen wurden, die potentiell hilfreich gewesen wären.

Für die Datenerhebung zeigten sich dahingehend Grenzen, dass nicht für alle Phänomene anwendbare, validierte Erhebungsinstrumente vorlagen. Dies war Ausgangspunkt der, ursprünglich nicht angedachten, Entwicklung eines Instruments zur differenzierten Erhebung von Moralischem Disstress. Besonders deutlich wirkt sich diese Limitation auf die Erhebung des Berufsverbleibs aus. So kann aufgrund des Querschnittsdesigns lediglich eine prospektive Einschätzung zur Verweildauer im Beruf erfolgen. Die Alternative, nach der Häufigkeit der Gedanken an den Berufsausstieg zu fragen, lieferte zwar interessante Erkenntnisse, korrelierte aber nur mittelstark mit dem angedachten Berufsverbleib. Aussagekräftige Studien zu Prädiktoren des tatsächlichen Berufsverbleibs müssten als Panelstudien über einen Zeitraum vieler Jahre konzipiert sein.

Die Datenauswertung wird durch die ausschließliche Nutzung von Verfahren der klassischen Testtheorie limitiert. Insbesondere für eine Skala wie die MDPS wäre die Skalierung mit Hilfe der Item-Response-Theorie angezeigt, wie Kleinknecht-Dolf et al. anhand des von ihnen entwickelten Instruments demonstrieren (2017, 264) und wofür Müller eindringlich appelliert (2017, 299). Dies beschreibt zugleich eine deutliche Einschränkung bei der Interpretation der MDPS-Werte, da die Items nicht entsprechend ihrer ‚Schwierigkeit' gewichtet werden.

Darüber hinaus zeigten sich die auswertbaren Zusammenhänge als äußerst umfangreich. Somit konnten in *Kapitel 5* nicht alle gewonnenen Erkenntnisse in der Tiefe diskutiert werden, die ihrer Wichtigkeit angemessen sein mag, und es fand eine Fokussierung auf die Zusammenhänge der Phänomene statt, die für diese Arbeit namens- und primär zielgebend sind.

Es wurde somit deutlich, dass die vorliegende Masterthesis sich einigen Grenzen ausgesetzt sieht, welche bei der Betrachtung ihrer gewonnen Erkenntnisse dringend zu beachten sind.

6.2. Prospektiv

Im letzten Unterkapitel dieser Arbeit richtet sich die Perspektive nach vorn, indem mögliche themenspezifische Entwicklungen für Forschung und Praxis im Feld der Pflegepädagogik skizziert werden.

6.2.1. Implikationen für die pflegepädagogische Forschung

In Laufe der theoretischen Fundierung wurde erkennbar, dass ein Mangel empirischer Erkenntnisse zu den untersuchten Phänomenen im Setting der Pflegeausbildung vorliegt. Dass sich die Wahrnehmung der beruflichen Praxis bereits während der Ausbildung auf die beabsichtigte Verweildauer im Pflegeberuf auswirkt, verdeutlicht die Relevanz der Auseinandersetzung mit Prädiktoren von Berufsbindung und Berufsverbleib während der Primärqualifikation Pflegender. So wären zum einen generalisierbare Aussagen zu den hier untersuchten Zusammenhängen, auch in den unzureichend oder gar nicht abgebildeten Ausbildungsarten, wünschenswert. Zum andern scheint die Ausweitung der untersuchten Variablen vonnöten. Insbesondere die Erforschung von Interdependenzen zwischen Indikatoren der Ausbildungsqualität an allen Lernorten, dem eigenen Kompetenzerleben der Auszubildenden und deren Absicht im Beruf zu verbleiben scheint indiziert und wäre ein wichtiger Baustein zur Klärung des von Buchegger-Traxler postulierten Zusammenhangs (2014, 333-334). Es wurde bereits dargelegt, dass Studien im Längsschnittdesign wünschenswert wären, um die tatsächliche Verweildauer im Pflegeberuf abzubilden und mit Einflussfaktoren, die bereits während der Ausbildung auftreten, in Zusammenhang zu bringen.

Die Erkenntnis, dass sich Moralischer Disstress in der untersuchten Stichprobe nicht auf den erwarteten Verbleib im Pflegeberuf auswirkt, bedarf ebenfalls der weiteren Untersuchung. Es gilt zu fragen, wie die Auszubildenden mit den, durchaus wahrgenommenen, ethischen Belastungen umgehen und welche Strategien sie entwickeln, um langfristig arbeitsfähig zu sein. Denn, dass sich Moralischer Disstress negativ auf die Wahrnehmung der Pflegearbeit auswirkt, zeigt sein deutlicher Einfluss auf das arbeitsbezogene Kohärenzgefühl. Sollte sich hier ein Hinweis auf moralische Desensibilisierung verbergen, so muss dieser Sachverhalt, im Sinne des Patient*innen-Wohls, umgehend aufgeklärt und ihm möglichst entgegengewirkt werden.

Die Bedeutung der Entwicklung ethischer Kompetenzen in der Ausbildung wird, aktuell besonders im Lichte des Pflegeberufereformgesetzes, betont und in unmittelbaren Zusammenhang mit der Entstehung von Moralischem Disstress gebracht (Riedel und Giese 2019, 61, 74). Somit wäre zu fragen, wie es um die Ausprägung der Ethikkompetenzen Pflegeauszubildender bestellt ist. Strube et al. näherten sich über die Erhebung gesundheitsethischer Kenntnisse der Frage zwar an und konnten darüber hinaus darlegen, dass die Entwicklung ethischer Kenntnisse im Rahmen der Pflegeausbildung positiv beeinflusst werden kann, sie betonen jedoch zugleich, dass ethische Kenntnisse nicht mit Kompetenzen gleichzusetzen sind (2014, 234). Um die Ergebnisse der vorliegenden Arbeit zum Moralischen Disstress, insbesondere im Kontext des nicht darstellbaren Zusammenhangs mit dem Berufsverbleib, richtig einordnen zu können, scheint weiterführendes Wissen zum ethischen Kompetenzniveau Pflegeauszubildender notwendig.

Schließlich wäre es wünschenswert, den sich in dieser Arbeit andeutenden ‚Praxisschock' durch den ersten Praxiseinsatz näher zu untersuchen und Strategien für einen sanfteren Übergang von Theorie- zu Praxisphasen zu entwickeln. Ausgehend von diesem Appell bietet es sich an, in den folgenden und zugleich letzten Abschnitt der Arbeit überzuleiten, den Implikationen für die Praxis der Pflegeausbildung.

6.2.2. Implikationen für die pflegepädagogische Praxis

Es konnte empirisch aufgezeigt werden, dass die beabsichtigte Verweildauer im Pflegeberuf in gewissem Umfang bereits während der Ausbildung determiniert wird. Somit obliegt ein Teil der Verantwortung, für die Ermöglichung eines langfristigen Berufsverbleibs von Pflegkräften, den Orten der theoretischen und praktischen Ausbildung und somit den Pflegeschulen, welche, aktuell und zukünftig, die Gesamtverantwortung für alle Lernorte tragen (§ 4 Abs. 5 KrPflG bzw. § 10 Abs.1 PflBRefG).

Da der Weg von der Grundlagenforschung, als welche sich dieser Arbeit versteht, zur Entwicklung und praktischen Umsetzung entsprechender Konzepte und Strategien ein weiter ist, können und sollen die folgenden Ausführungen lediglich als Denkanstoß für künftige Entwicklungen betrachtet werden. Es ist weiterhin zu bedenken, dass die angeschnittenen Themen nur oberflächlich dargestellt werden können, da ein jedes von ihnen von großer Komplexität ist und sie nicht zentrale Elemente dieser Arbeit sind.

Zunächst scheint es, anschließend an den letzten Gedanken des vorherigen Abschnitts, für Pflegepädagog*innen notwendig, eine große Sensibilität für den Zwiespalt der Auszubildenden, welcher durch die inneren Aushandlungsprozesse zwischen der Umsetzung des theoretisch Gelernten und den Bedingungen, auf die sie in der Pflegepraxis treffen, entsteht, zu entwickeln. Auf institutioneller Ebene gilt es, wohlüberlegte Strukturen bereitzustellen, die den Praxisschock abmildern können, so beispielsweise Orte der gemeinsamen Reflexion zu schaffen und Austausch zu ermöglichen. Ethik-Cafés könnten ein hierzu geeignetes Instrument darstellen. Da diese, als Verfahren der Ethik-Fortbildung, auch die Entwicklung ethischer Kompetenzen fördern (Maier und Kälin 2016, 54; Fromm 2012, 655), wären sie zugleich eine adäquat erscheinende Reaktion auf weitere Erkenntnisse dieser Arbeit. So geben die befragten Auszubildenden zu großen Teilen an, keine ethischen Dilemmata zu erleben. Da strukturelle wie personelle Hindernisse bei der Durchführung der Pflege als häufig erlebt und belastend angegeben werden, verwundert das seltene Vorhandensein ethischer Dilemmata. Es liegt daher die Frage nahe, ob ein Teil der Auszubildenden Schwierigkeiten mit der Identifikation und Benennung ethischer Dilemma-Situationen hat und folglich mehr Unterstützung bei der Entwicklung ethischer Kompetenzen benötigt. Diese könnten wiederum durch Ethik-Cafés gestärkt werden. Bedeutsam für die pflegepädagogische Praxis ist in diesem Zusammenhang jedoch, nicht nur die Auszubildenden ethisch zu sensibilisieren, sondern ihnen auch Wege zum Umgang mit ethischen Belastungen aufzuzeigen. Die Unterstützung der Lernenden bei der Entwicklung Moralischer Resilienz (moral resilience) muss im Angesicht komplexer werdender Anforderungen und schwieriger Arbeitsbedingungen als wesentliche Aufgabe pflegepädagogischen Handelns gesehen werden (in Anlehnung an Monteverde 2016, 113-114). Steigende ethische Sensibilität bei guter Moralischer Resilienz könnte zudem das

Gefühl der Verstehbarkeit der Arbeit und somit das Kohärenzgefühl stärken, da die hier erhobenen Daten zeigen, dass Moralischer Disstress sich insbesondere auf die Work-SOC Dimension der Verstehbarkeit auswirkt.

Im arbeitsbezogenen Kohärenzgefühl zeigt sich die letzte Implikation für die pflegepädagogische Praxis, die im Rahmen dieser Arbeit Erwähnung finden soll, und zugleich eine ihrer wohl größten Ressourcen.

Verstehbarkeit und Handhabbarkeit der pflegerischen Arbeit werden von den Auszubildenden als eher gering wahrgenommen. Dies mag während eines Lernprozesses und somit im Rahmen der Ausbildung nicht ungewöhnlich erscheinen, bietet aber Ansatzpunkte für pflegepädagogisches Wirken. Denn, wenn es gelingt, eine Ausbildung zu gestalten, die Lernenden das Gefühl vermittelt, gut auf die Bedürfnisse der, zweifellos häufig widrigen, Umstände und Anforderungen der beruflichen Praxis vorbereitet zu sein, trägt dies zu ihrem Empfinden der Arbeit als Versteh- und Handhabbar bei, stärkt somit das Kohärenzgefühl und wirkt sich in der Folge, wie diese Forschung darzustellen vermochte, auf die beabsichtige Verweildauer im Pflegeberuf aus (in Anlehnung an Buchegger-Traxler 2014, 333-334).

Diese Masterthesis soll mit der ermutigenden Erkenntnis schließen, dass die befragten Auszubildenden ihre Arbeit in hohem Maße als sinnvoll, bedeutsam und lohnenswert empfinden. Ein tragfähiges Fundament für den Verbleib im Pflegeberuf scheint somit vorhanden. Es liegt in der Folge auch an uns als Pflegepädagog*innen, auf diesem aufzubauen und Lernenden den Weg in eine langfristige Tätigkeit als Pflegekraft zu bereiten.

7. Literatur

ADM (Arbeitskreis Deutscher Markt- und Sozialforschungsinstitute). 2018. „Jahresbericht 2017". https://www.adm-ev.de/wp-content/uploads/2018/08/ADM_Jahresbericht_2017_Web-6.pdf (Letzter Zugriff am 25. Mai 2019)

Afentakis, Anja, und Tobias Maier. 2010. „Projektionen des Personal-bedarfs und -angebots in Pflegeberufen bis 2025". *Wirtschaft und Statistik* 10 (11): 990-1002. https://www.destatis.de/DE/Publikationen/WirtschaftStatistik/Monatsausgaben/Wista-November10.pdf?__blob=publicationFile (Letzter Zugriff am 23. Februar 2019)

Aiken, Linda H., Douglas M. Sloane, Luk Bruyneel, Koen Van den Heede, Peter Griffiths, Reinhard Busse, Marianna Diomidous, Juha Kinnunen, Maria Kózka, Emmanuel Lesaffre, Matthew D. McHugh, M. T. Moreno-Casbas, Anne Marie Rafferty, Rene Schwendimann, P. Anne Scott, Carol Tishelman, Theo van Achterberg, und Walter Sermeus. 2014. „Nurse staffing and education and hospital mortality in nine European countries: a retrospective observational study". *The Lancet* 383 (9931): 1824-1830.

Ando, Michiyo, und Masashi Kawano. 2018. „Relationships among moral distress, sense of coherence, and job satisfaction". *Nursing Ethics* 25 (5): 571-579.

Antonovsky, Aaron. 1987. „Health promoting factors at work: the sense of coherence". In *Psychological Factors at Work and their Relation to Health,* hrsg. von Raija Kalimo, Mostafa A. El-Batawi, und Cary L. Cooper, 153-167. Genf: WHO.

Antonovsky, Aaron. 1997. *Salutogenese. Zur Entmystifizierung der Gesundheit. Deutsche erweiterte Ausgabe von Alexa Franke.* Tübingen: DGVT.

Bachem, Rahel, und Andreas Maercker. 2018. „Development and Psychometric Evaluation of a Revised Sense of Coherence Scale". *European Journal of Psychological Assessment* 34 (3): 206-215.

Backhaus, Klaus, Bernd Erichson, Wulff Plinke, und Rolf Weiber. 2018. *Multivariate Analysemethoden. Eine anwendungsorientierte Einführung. 15. Aufl..* Heidelberg, Berlin: Springer. PDF-Ebook.

Bandilla, Wolfgang. 2015. „Online- Befragungen". GESIS Survey Guidelines. Januar 2015. https://www.gesis.org/fileadmin/upload/SDMwiki/Online_Befragungen_Bandilla_08102015_1.1.pdf (Letzter Zugriff am 25. Mai 2019)

Bareiß, Andreas, Sonja McClain, Joachim Merk, und Anke Rahmel. 2012. „Personalbindung im Krankenhaus - Empirische Erkenntnisse zu potentiellen Determinanten". In *Fachkräftemangel in der Pflege. Konzepte, Strategien, Lösungen,* hrsg. von Uwe Bettig, Mona Frommelt, und Roland Schmidt, 279-294.

Barlem, Edison Luiz Devos, und Flávia Regina Souza Ramos. 2015. „Constructing a theoretical model of moral distress". *Nursing Ethics* 22 (5): 608-615.

Bartholomeyczik, Sabine, und Christine Dunger. 2017. „Aus der Ethikkommission der DGP: Trotz eines allgemeinen Kodex bedarf es individueller Entscheidungen". *Pflege und Gesellschaft* 22 (4): 367-371.

Basińska, Małgorzata A., Anna Andruszkiewicz, und Magdalena Grabowska. 2011. „Nurses' Sense of Coherence and their Work Related Patterns of Behaviour". *International Journal of Occupational Medicine and Environmental Health* 24 (3): 256-266.

Bauer Georg, und Gregor Jenny. 2007. „Development, Implementation and Dissemination of Occupational Health Management (OHM): Putting Salutogenesis into Practice". In *Occupational Health Psychology. European Perspectives on Research, Education and Practice. 2. Aufl.,* hrsg. von Jonathan Houdmont, und Scott McIntyre, 219-251.

Bauer, Georg F., Katharina Vogt, Alice Inauen, und Gregor J. Jenny. 2015. „Work-SoC - Entwicklung und Validierung einer Skala zur Erfassung des arbeitsbezogenen Kohärenzgefühls". *Zeitschrift für Gesundheitspsychologie* 23 (1): 20-30.

Beyer-Bontognali, Daniela, Michael Kleinknecht-Dolf, und Elisabeth Spichiger. 2017. „Umgang von Pflegefachpersonen mit moralischem Stress in einem Deutschschweizer Universitätsspital – eine qualitative Studie". *Journal für Qualitative Forschung in Pflege- und Gesundheitswissenschaft* 4 (2):88-96.

Behrens, Johann, Annegret Horbach, und Rolf Müller. 2009. „Forschungsstudie zur Verweildauer in Pflegeberufen in Rheinland-Pfalz. Abschlussbericht." *Hallesche Beiträge zu den Gesundheits- und Pflegewissenschaften* 7 (1): 1-66.

Birnbacher, Dieter. 2012. „Vulnerabilität und Patientenautonomie – Anmerkungen aus medizinethischer Sicht". *Medizinrecht* 30 (9): 560-565.

Blum, Karl, Isfort, Michael, Schilz, Patricia, und Frank Weidner. 2006. *Pflegeausbildung im Umbruch - Pflegeausbildungsstudie Deutschland (PABiS) -.* Düsseldorf: Deutsche Krankenhaus Verlagsgesellschaft.

Blume, Andreas, Brendan Snellgrove, und Tilmann Steinert. 2019. „Personalbesetzung und patientenbezogene Outcomes. Systematische Literaturübersicht zur internationalen Evidenz". *Der Nervenarzt* 90 (1): 40-44.

Borchart, Daniela, Michael Galatsch, Martin Dichter, Sascha G. Schmidt, und Hans Martin Hasselhorn. 2011. „Gründe von Pflegenden ihre Einrichtung zu verlassen - Ergebnisse der Europäischen NEXT-Studie". 08. Oktober 2011. http://www.next.uni-wuppertal.de/download.php?f=d15ebb922cbacf5ba23abd9778dc0a60&target=0 (Letzter Zugriff am 02. März 2019)

Bordignon, Simoní Saraiva, Valéria Lerch Lunardi, Edison Luiz Barlem, Rosemary Silva da Silveira, Flávia Regina Ramos, Graziele de Lima Dalmolin, Jamila Geri Tomaschewski Barlem. 2018. „Nursing students facing moral distress: strategies of resistance". *Revista Brasiliera de Enfermagem* 71 (4): 1663-1670.

Bordignon, Simoní Saraiva, Valéria Lerch Lunardi, Edison Luiz Devos Barlem, Graziele de Lima Dalmolin, Rosemary Silva da Silveira, Flávia Regina Souza Ramos, und Jamila Geri Tomaschewski Barlem. 2019. „Moral distress in undergraduate nursing students". *Nursing Ethics* online first: 1-15. 13. Februar 2019. https://journals.sagepub.com/doi/10.1177/0969733018814902 (Letzter Zugriff am 06. März 2019)

Born, Claudia. 2001. „Verweildauer und Erwerbsbiographien von Frauen in der Krankenpflege. Ein Beitrag zur Diskussion um Altersteilzeit für Gesundheitsberufe". *Pflege & Gesellschaft* 6 (3): 109-115.

Bortz, Jürgen, und Christof Schuster. 2010. *Statistik für Human- und Sozialwissenschaftler.* 7. Aufl.. Heidelberg: Springer.

Braun, Bernard, und Rolf Müller. 2005. „Arbeitsbelastungen und Berufsausstieg bei Krankenschwestern" *Pflege & Gesellschaft* 10 (3): 131-141.

Buchberger, Waltraud, Christine Rungg, Sabrina Neururer, Heidi Siller, Lina Pickenhan, und Susanne Perkhofer. 2019. „Selbsteinschätzung von psychischem Stress mittels Single-Item-Skala. Eine Pilotstudie". *Pflegewissenchaft* 21 (1-2): 24-29.

Buchegger-Traxler, Anita. 2014. „Der Einfluss der Ausbildung auf Zufriedenheit und Berufsverbleib in der Altenarbeit in Oberösterreich." *SWS-Rundschau* 54 (3): 331-343.

Bühner, Markus. 2011. *Einführung in die Test- und Fragebogenkonstruktion.* 3. Aufl.. München: Pearson Studium.

Bundesagentur für Arbeit. 2018. „Berichte: Blickpunkt Arbeitsmarkt –Arbeitsmarktsituation im Pflgebereich". Mai 2018. https://statistik.arbeitsagentur.de/Statischer-Content/Arbeitsmarktberichte/Berufe/generische-Publikationen/Altenpflege.pdf (Letzter Zugriff am 18. Februar 2019)

Callister, Lynn Clark, Karlen E. Luthy, Pam Thompson, und Rae Jeanne Memmott. 2009. „Ethical Reasoning in Baccalaureate Nursing Students". *Nursing Ethics* 16 (4): 499-509.

Campbell, Stephen M., Connie M. Ulrich, und Christine Grady. 2018. „A Broader Understanding of Moral Distress". In *Moral Distress in the Health Professions*, hrsg. von Connie M. Ulrich und Christine Grady, 59-77. Cham: Springer International.

Charles Warren Fairbanks Center for Medical Ethics. o.J.. „Moral Distress Thermometer". ohne Datum. https://www.fairbankscenter.org/images/uploads/MDT-final.pdf (Letzter Zugriff am 05. April 2019)

Cohen, Jacob. 1992. „A Power Primer". *Psychological Bulletin* 112 (1): 155-159.

Corley, Mary C. 2002. „Nurse Moral Distress: A Proposed Theory and Research Agenda". *Nursing Ethics* 9 (6):636-650.

Corley, Mary C., R. K. Elswick, Martha Gorman, und Theresa Clor. 2001. „Development and evaluation of a moral distress scale". *Journal of Advanced Nursing* 33 (2): 250-256.

Curtis, Katherine. 2014. „Learning the requirements for compassionate practice: Student vulnerability and courage". *Nursing Ethics* 21 (2): 210-223.

Dallmann, Hans-Ulrich, und Andrea Schiff. 2016. *Ethische Orientierung in der Pflege*. Frankfurt am Main: Mabuse.

Dames, Shannon, und Stephen Javorski. 2018. „Sense of Coherence, a Worthy Factor toward
Nursing Student and New Graduate Satisfaction with Nursing, Goal Setting Affinities, and Coping Tendencies". *Quality Advancement in Nursing Education* 4 (1): 1-16. 13. April 2018. https://qane-afi.casn.ca/journal/vol4/iss1/3/ (Letzter Zugriff am 19. April 2019)

DBfK (Deutscher Berufsverband für Pflegeberufe). Ohne Jahr. "Informationen zum aktuellen Stand der Pflegeberufe". Ohne Datum. http://www.dbfk.de/manifest/der-hintergrund/ (Letzter Zugriff am 02.06.2019).

Dębska, Grażyna, Małgorzata Pasek, Ewa Wilczek-Rużyczka. 2017. „Sense of Coherence vs. Mental Load in Nurses Working at a Chemotherapy Ward". *Central European Journal of Public Health* 25 (1): 35-40.

Deutscher Bundestag. 2018. „Antwort der Bundesregierung auf die Kleine Anfrage der Abgeordneten Kordula Schulz-Asche, Maria Klein-Schmeink, Dr. Kirsten Kappert-Gonther, weiterer Abgeordneter und der Fraktion BÜNDNIS 90/DIE GRÜNEN. Unbesetzte Stellen in der Alten- und Krankenpflege". 23. April 2018. http://dipbt.bundestag.de/doc/btd/19/018/1901803.pdf (Letzter Zugriff am 18. Februar 2019)
DFG (Deutsche Forschungsgemeinschaft). 2013. *Vorschläge zur Sicherung guter wissenschaftlicher Praxis. Denkschrift. Ergänzte Auflage.* Weinheim: Wiley. PDF-E-book.

Dodek, Peter M., Hubert Wong, Monica Norena, Najib Ayas, Steven C. Reynolds, Sean P. Keenan, Ann Hamric, Patricia Rodney, Miriam Stewart, Lynn Alden. 2016. „Moral distress in intensive care unit professionals is associated with profession, age, and years of experience". *Journal of Critical Care* 31 (1): 178-182.

Döring, Nicola, und Jürgen Bortz. 2016. *Forschungsmethoden und Evaluation in den Sozial- und Humanwissenschaften. 5. Aufl..* Berlin, Heidelberg: Springer. PDF-Ebook.

Doppelfeld, Silke. 2017. „Moralischer Stress als Aspekt in der Ausbildung". In *Moralischer Stress in der Pflege. Auseinandersetzung mit ethischen Dilemmasituationen*, hrsg. von Colombine Eisele, 91-105. Wien: Facultas.

Dudenredaktion. Ohne Jahr. „Phänomen". Ohne Datum. https://www.duden.de/node/656174/revisions/1993989/view (Letzter Zugriff am 01. März 2019).

Duetz, Margreet, Thomas Abel, Franziska Siegenthaler, und Steffen Niemann. 2010. „Zur Operationalisierung des Gesundheitsbegriffes in empirischen Studien zum Kohärenzgefühl". In *Salutogenese und Kohärenzgefühl. Grundlagen, Empirie und Praxis eines gesundheitswissenschaftlichen Konzepts. 4. Aufl.*, hrsg. von Hans Wydler, Petra Kolip, und Thomas Abel, 85-98. Weinheim, München: Juventa.

Dyo, Melissa, Peggy Kalowes, und Jessica Devries. 2016. „Moral distress and intention to leave: A comparison ofadult and paediatric nurses by hospital setting". *Intensive and Critical Care Nursing* 2016 (36): 42-48.

Eberz, Stefan, Ralf Becker, und Conny H. Antoni. 2011. „Kohärenzerleben im Arbeitskontext. Ein nützliches Konstrukt für die ABO-Psychologie?". *Zeitschrift für Arbeits- und Organisationspsychologie* 55 (3): 115-131.

Eisele Colombine. 2017. „Titel". In *Moralischer Stress in der Pflege. Auseinandersetzung mit ethischen Dilemmasituationen*, hrsg. von Colombine Eisele, Titelblatt. Wien: Facultas.

Eriksson, Monica, und Bengt Lindstöm. 2006. „Antonovsky's sense of coherence scale and the relation with health: a systematic review". Journal of Epidemiology & Community Health 60 (5): 376-381.

Eriksson, Monica, und Maurice B. Mittelmark. 2017. „The Sense of Coherence and Its Measurement". In *The Handbook of Salutogenesis*, hrsg. von Maurice B. Mittelmark, Shifra Sagy, Monica Eriksson, Georg F. Bauer, Jürgen M. Pelikan, Bengt Lindström, und Geir Arild Espnes, 97-106. Berlin, Heidelberg: Springer. PDF-Ebook.

Fäh, Marlus. 2010. „Verbessert Psychotherapie die Moral? Inwiefern können grundlegende gesundheitsrelevante Lebensbewältigungseinstellungen durch psychologische Interventionen erworben bzw. verbessert werden?". In *Salutogenese und Kohärenzgefühl. Grundlagen, Empirie und Praxis eines gesundheitswissenschaftlichen Konzepts. 4. Aufl.*, hrsg. von Hans Wydler, Petra Kolip, und Thomas Abel, 149-160. Weinheim, München: Juventa.

Faltermaier, Toni. 2017. *Gesundheitspsychologie. 2. Aufl.*. Stuttgart: Kohlhammer. PDF-Ebook.

Fasbender, Ulrike, Beatrice I. J. M. Van der Heijden, und Sophie Grimshaw. 2019. „Job satisfaction, job stress and nurses' turnover intentions: The moderating roles of on-the-job and off-the-job embeddedness". *Journal of Advanced Nursing* 75 (2): 327-337.

Fisseni, Hermann-Josef. 2004. *Lehrbuch der psychologischen Diagnostik. Mit Hinweisen zur Intervention. 3. Aufl.* Göttingen, Bern: Hogrefe.

Flieder, Margret. *Was hält Krankenschwestern im Beruf? Eine empirische Untersuchung zur Situation langjährig berufstätiger Frauen in der Krankenpflege*. Frankfurt am Main: Mabuse.

Flinkman, Mervi, Helena Leino-Kilpi, und Sanna Salanterä. 2010. „Nurses' intention to leave the profession: integrative review". *Journal of Advanced Nursing* 66 (7): 1422-1434.

Fourie, Carina. 2015. „Moral Distress and Moral Conflict in Clinical Ethics". *Bioethics* 29 (2): 91-97.

Fourie, Carina. 2017. „Who Is Experiencing What Kind of Moral Distress? Distinctions for Moving from a Narrow to a Broad Definition of Moral Distress". *AMA Journal of Ethics* 19 (6): 578-584.

Franke, Alexa. 2012. *Modelle von Gesundheit und Krankheit. 3. Aufl.* Bern: Hans Huber. PDF-Ebook.

Franke, Alexa. 2018. „Salutogenetische Perspektive". In *Leitbegriffe der Gesundheitsförderung und Prävention. Glossar zu Konzepten, Strategien und Methoden*, hrsg. von der Bundeszentrale für gesundheitliche Aufklärung (BZGA), 878-882. Köln: BZGA. PDF-Ebook.

Fromm, Carola. 2012. „Mit Patienten, Angehörigen und Mitarbeitern aus dem Gesundheitswesen ethische Fragestellungen diskutieren. Das Ethik-Café als niederschwelliges interdisziplinäres Angebot im Gesundheitswesen". *Pflegewissenschaft* 12 (12): 645-657.

Fumis, Renata Rego Lins, Gustavo Adolpho Junqueira Amarante, Andréia de Fátima Nascimento, und José Mauro Vieira Junior. 2017. „Moral distress and its contribution to the development of burnout syndrome among critical care providers". *Annals of Intensive Care* 7 (71): 1-8. 21. Juni 2017. https://www.ncbi.nlm.nih.gov/pmc/articles/PMC5479870/pdf/13613_2017_Article_293.pdf (Letzter Zugriff am 25. Mai 2019)

Gashemi, Asghar, und Saleh Zahediasl. 2012. „Normality Tests for Statistical Analysis: A Guide for Non-Statisticians". *International Journal of Endocrinology & Metabolism* 10 (2): 486-489.

Gertz, Thomas. 1981. „Verweildauer im Beruf - Personalmangel trotz Andrang in den Krankenpflegeschulen. Wirklichkeitsschock - oder warum verlassen die Schwestern/Pfleger die Pflege?". *Die Schwester Der Pfleger* 20 (8): 607-610.

Geyer, Siegfried. 2010. „Antonovsky's sense of coherence - ein gut geprüftes und empirisch bestätigtes Konzept?". In *Salutogenese und Kohärenzgefühl. Grundlagen, Empirie und Praxis eines gesundheitswissenschaftlichen Konzepts. 4. Aufl.*, hrsg. von Hans Wydler, Petra Kolip, und Thomas Abel, 71-84. Weinheim, München: Juventa.

Golombek, Josephine, und Steffen Fleßa. 2011. „Einflussfaktoren auf die Verweildauer im Beruf und die Standortwahl des Arbeitsplatzes bei Gesundheits- und Krankenpflegern. Eine exemplarische Analyse bei Gesundheits- und Krankenpflegeschülern im zweiten und dritten Ausbildungsjahr in Berlin und im Land Brandenburg". *HeilberufeScience* 2 (1): 3-10.

Graeb, Fabian. 2019. *Ethische Konflikte und Moral Distress auf Intensivstationen. Eine quantitative Befragung von Pflegekräften.* Wiesbaden: Springer. PDF-Ebook.

Gräser, Silke. 2003. *Hochschule und Gesundheit: Salutogenese am Arbeitsplatz Universität.* Lengerich: Pabst.

Griffiths, Peter, Antonello Maruotti, Alejandra Recio Saucedo, Oliver C. Redfern, Jane E. Ball, Jim Briggs, Chiara Dall'Ora, Paul E. Schmidt, und Gary B. Smith. 2018. „Nurse staffing, nursing assistants and hospital mortality: retrospective longitudinal cohort study". *BMJ Quality & Safety* online first: 1-9. 04. Dezember 2018. https://qualitysafety.bmj.com/content/qhc/early/2018/11/25/bmjqs-2018-008043.full.pdf (Letzter Zugriff am 02. März 2019)

Hall, Anja. 2012. „Kranken- und Altenpflege – was ist dran am Mythos vom Ausstiegs- und Sackgassenberuf?". *Berufsbildung in Wissenschaft und Praxis* 2012 (6): 16-19.

Hamric, Ann Baile, Christopher Todd Borchers, und Elizabteh Gingell Epstein. 2012. „Development and Testing of an Instrument to Measure Moral Distress in Healthcare Professionals". *AjOB Primary Research* 3 (2): 1-9. 29. Februar 2012. https://www.tandfonline.com/doi/abs/10.1080/21507716.2011.652337 (Letzter Zugriff am 05. April 2019)

Hanna, Debra R.. 2004. „Moral Distress: The State of the Science". *Research and Theory for Nursing Practice* 18 (1): 73-93.

Hasselhorn, Hans-Martin, und Bernd Hans Müller. 2005. „Vorwort". In *Berufsausstieg bei Pflegepersonal: Arbeitsbedingungen und beabsichtigter Berufsausstieg bei Pflegepersonal in Deutschland und Europa. Schriftenreihe der Bundesanstalt für Arbeitsschutz und Arbeitsmedizin,* hrsg. von Hans-Martin Hasselhorn, Bernd Hans Müller, Peter Tackenberg, Angelika Kümmerling, und Michael Simon, 9-10. Bremerhaven: Verlag für Neue Wissenschaft.

Hasselhorn, Hans-Martin, Peter Tackenberg, Andreas Büscher, Stephanie Stelzig, Angelika Kümmerling, und Bernd Hans Müller. 2005a. „Wunsch nach Berufsausstieg bei Pflegepersonal in Deutschland". In *Berufsausstieg bei Pflegepersonal: Arbeitsbedingungen und beabsichtigter Berufsausstieg bei Pflegepersonal in Deutschland und Europa. Schriftenreihe der Bundesanstalt für Arbeitsschutz und Arbeitsmedizin,* hrsg. von Hans-Martin Hasselhorn, Bernd Hans Müller, Peter Tackenberg, Angelika Kümmerling, und Michael Simon, 135-146. Bremerhaven: Verlag für Neue Wissenschaft.

Hasselhorn, Hans-Martin, Peter Tackenberg, Bernd Hans Müller, und die NEXT-Studiengruppe. 2005b. „Warum will Pflegepersonal in Europa die Pflege verlassen?". In *Berufsausstieg bei Pflegepersonal: Arbeitsbedingungen und beabsichtigter Berufsausstieg bei Pflegepersonal in Deutschland und Europa. Schriftenreihe der Bundesanstalt für Arbeitsschutz und Arbeitsmedizin,* hrsg. von Hans-Martin Hasselhorn, Bernd Hans Müller, Peter Tackenberg, Angelika Kümmerling, und Michael Simon, 124-134. Bremerhaven: Verlag für Neue Wissenschaft.

Hiemetzberger, Martina. 2016. *Ethik in der Pflege.* 2. Aufl.. Wien: Facultas.

Howe, Edmund G. 2017. „Fourteen Important Concepts Regarding Moral Distress". *The Journal of Clinical Ethics* 28 (1): 3-14.

Huang, I-Chan, Joy L. Lee, Pavinarmatha Ketheeswaran, Conor M. Jones, Dennis A. Revicki, und Albert W. Wu. 2017. „Does personality affect health-related quality of life? A systematic review". *PLoS ONE* 12 (3): 1-31. 29. März 2017. https://journals.plos.org/plosone/article?id=10.1371/journal.pone.0173806 (Letzter Zugriff am 19. April 2019)

ICN (International Council of Nurses). 2014. „ICN-Ethikkodex für Pflegende". Ohne Datum. https://www.wege-zur-pflege.de/fileadmin/daten/Pflege_Charta/Schulungsmaterial/Modul_5/Weiterfu%CC%88hrende_Materialien/M5-ICN-Ethikkodex-DBfK.pdf (Letzter Zugriff am 10.03.2019).

Idan, Orly, Monica Eriksson, und Michal Al-Yagon. 2017. „The Salutogenic Model: The Role of Generalized Resistance Resources". In *The Handbook of Salutogenesis*, hrsg. von Maurice B. Mittelmark, Shifra Sagy, Monica Eriksson, Georg F. Bauer, Jürgen M. Pelikan, Bengt Lindström, und Geir Arild Espnes, 57-70. Berlin, Heidelberg: Springer. PDF-Ebook.

Isfort, Michael, Frank Weidner, Andrea Neuhaus, Sebastian Kraus, Veit-Henning Köster, und Danny Gehlen. 2010. „Pflege-Thermometer 2009. Eine bundesweite Befragung von Pflegekräften zur Situation der Pflege und Patientenversorgung im Krankenhaus.". Ohne Datum. https://www.dip.de/fileadmin/data/pdf/material/dip_Pflege-Thermometer_2009.pdf (Letzter Zugriff am 25. Mai 2019)

Isfort, Michael, Frank Weidner, Ruth Rottländer, Dany Gehlen, Jonas Hylla, und Daniel Tucman. 2018. „Pflege-Thermometer 2018. Eine bundesweite Befragung von Leitungskräften zur Situation der Pflege und Patientenversorgung in der stationären Langzeitpflege in Deutschland". Ohne Datum. https://www.dip.de/fileadmin/data/pdf/projekte/Pflege_Thermometer_2018.pdf (Letzter Zugriff am 25. Mai 2019)

Jameton, Andrew. 1984. *Nursing Practice. The Ethical Issues.* Englewood Cliffs: Prentice-Hall.

Jameton, Andrew. 1993. „Dilemmas of moral distress: moral responsibility and nursing practice". *AWHONN's clinical issues in perinatal and women's health nursing* 4 (4): 542-551.

Jameton, Andrew. 2017. „What Moral Distress in Nursing History Could Suggest about the Future of Health Care". *AMA Journal of Ethics* 19 (6): 617-628.

Janssen, Jürgen, und Wilfried Laatz. 2017. *Statistische Datenanalyse mit SPSS. Eine anwendungsorientierte Einführung in das Basissystem und das Modul Exakte Tests.* 9. Aufl.. Berlin: Springer. PDF-Ebook.

Jenny, Gregor J., Georg F. Bauer, Hege Forbech Vinje, Katharina Vogt, und Steffen Torp. 2017. „The Application of Salutogenesis to Work". In *The Handbook of Salutogenesis*, hrsg. von Maurice B. Mittelmark, Shifra Sagy, Monica Eriksson, Georg F. Bauer, Jürgen M. Pelikan, Bengt Lindström, und Geir Arild Espnes, 197-210. Berlin, Heidelberg: Springer. PDF-Ebook.

Jonkisz, Ewa, Helfried Moosbrugger, und Holger Brandt. 2012. „Planung und Entwicklung von Tests und Fragebogen". In *Testtheorie und Fragebogenkonstruktion. 2. Aufl.*, hrsg. von Helfried Moosbrugger und Augustin Kelava, 27-74. Berlin, Heidelberg: Springer. PDF-Ebook.

Kekäläinen, Tiia, Katja Kokko, Sarianna Sipilä, und Simon Walker. 2018. „Effects of a 9-month resistance training intervention on quality of life, sense of coherence, and depressive symptoms in older adults: randomized controlled trial". *Quality of Life Research* 27 (2).

Kälvemark, Sofia, Anna T. Högl und, Mats G. Hansson, Peter Westerholm, und Bengt Arnetz. 2004. „Living with conflicts-ethical dilemmas and moral distress in the health care system". Social Science & Medicine 58 (6): 1075-1084.

Kallus, K. Wolfang. 2016. *Erstellung von Fragebogen. 2. Aufl..* Wien: Facultas.

Kersting, Karin. 2016. *Die Theorie des Coolout und ihre Bedeutung für die Pflegeausbildung.* Frankfurt am Main: Mabuse.

Kikuchi, Yoko, Makoto Nakaya, Miki Ikeda, Shoko Okuzumi, Mihoko Takeda, Miyoko Nishi. 2014. „Relationship between depressive state, job stress, and sense of coherence among female nurses". *Indian Journal of Occupational & Environmental Medicine* 18 (1): 32-35.

Kleinknecht, Michael, Diana Staudacher, und Rebecca Spirig. 2017. „„Der Patient soll nicht zu Schaden kommen". Moralischer Stress bei Pflegefachpersonen im Akutspital: Erkenntnisse einer schweizerischen Studie". In *Moralischer Stress in der Pflege. Auseinandersetzung mit ethischen Dilemmasituationen*, hrsg. von Colombine Eisele, 49-62. Wien: Facultas.

Kleinknecht-Dolf, Michael, Sandra Haubner, Verina Wild, und Rebecca Spirig. 2015a. „Wie erleben Pflegefachpersonen moralischen Stress in einem Schweizer Universitätsspital?". *Pflege & Gesellschaft* 20 (2): 115-133.

Kleinknecht-Dolf, Michael, Elisabeth Spichiger, Irena Anna Frei, Marianne Müller, Jacqueline S. Martin, Rebecca Spirig. 2015b. „Monitoring von Pflegekontextfaktoren – Erste deskriptive Studienresultate einer Querschnitterhebung der schweizerischen DRG Begleitforschung Pflege vor Einführung der SwissDRG". *Pflege* 28 (2): 93-107.

Kleinknecht-Dolf, Michael, Elisabeth Spichiger, Marianne Müller, Sabine Bartholomeyczik, Rebecca Spirig. 2017. „Advancement of the German version of the moral distress scale for acute care nurses - A mixed methods study" *NursingOpen* 4 (4): 251-266.

Kleiveland, Benedicte, Gerd Karin Natvig and Randi Jepsen. 2015. „Stress, sense of coherence and quality of life among Norwegian nurse students after a period of clinical practice". *PeerJ - the Journal of Life and Environmental Sciences*: 1-13. 29. September 2015. https://peerj.com/articles/1286/ (Letzter Zugriff am 22. April 2019)

Kolip, Petra, Hans Wydler, und Thomas Abel. 2010. „Gesundheit: Salutogenese und Kohärenzgefühl. Einleitung und Überblick". In *Salutogenese und Kohärenzgefühl. Grundlagen, Empirie und Praxis eines gesundheitswissenschaftlichen Konzepts. 4. Aufl.,* hrsg. von Hans Wydler, Petra Kolip, und Thomas Abel, 11-19. Weinheim, München: Juventa.

Kraus, Sebastian, St. Sniatecki, G. Krause, und O. Plietger. 2013. „Alles nur Panikmache?". *Die Schwester Der Pfleger* 52 (8): 808-811.

Kuckartz, Udo, Stefan Rädiker, Thomas Ebert, und Julia Schehl. 2013. *Statistik. Eine verständliche Einführung. 2. Aufl.*. Wiesbaden: Springer VS. PDF-Ebook.

Länsimies, Helena, Anna-Maija Pietilä, Soili Hietasola-Husu, und Marie Kangasniemi. 2017. „A systematic review of adolescents' sense of coherence and health".*Scandinavian Journal of Caring Sciences* 31 (4): 651-661.
Lamiani, Giulia, Lidia Borghi, und Piergiorgio Argentero. 2017. „When healthcare professionals cannot do the right thing: A systematic review of moral distress and its correlates". *Journal of Health Psychology* 22 (1): 51-67.

Lehmeyer, Sonja. 2018. „Vulnerabilität". In *Ethische Reflexion in der Pflege. Konzepte - Werte - Phänomene,* hrsg. von Annette Riedel und Anne-Christin Linde, 75-87. Berlin, Heidelberg: Springer.

Lenzner, Timo und Natalja Menold. 2015. „Frageformulierung". GESIS Survey Guidelines. Januar 2015. https://www.gesis.org/fileadmin/upload/SDMwiki/Frageformulierung_Lenzner_Menold_08102015_1.1.pdf (Letzter Zugriff am 05. April 2019)

Linde, Anne-Christin. 2018. „Ethik in alltäglichen pflegerischen Situationen erkennen". In *Ethische Reflexion in der Pflege. Konzepte - Werte - Phänomene,* hrsg. von Annette Riedel und Anne-Christin Linde, 55-62. Berlin, Heidelberg: Springer.

Lützén, Kim, Agneta Cronqvist, Anabella Magnusson, und Lars Andersson. 2003. „Moral Stress: Synthesis of a Concept". *Nursing Ethics* 10 (3):312-322.

Lundberg, Olle, und Maria Nyström Peck. 1995. „A simplified way of measuring sense of coherence". *European Journal of Public Health* 5 (1): 56-59.

Maier, Marcel, und Sandra Kälin. 2016. „Ethik-Cafés in der geriatrischen Langzeitpflege: halten sie, was sie versprechen? Über ihre wahrgenommene Wirkung beim Personal und die Effekte auf verschiedene Berufsgruppen". *Ethik in der Medizin* 28 (1): 43-55.

Mayer, Hanna. 2015. *Pflegeforschung anwenden. Elemente und Basiswissen für das Studium. 4. Aufl.*. Wien: Facultas.

McCarthy, Joan, und Chris Gastmans. 2015. „Moral distress: A review of the argument-based nursing ethics literatures". *Nursing Ethics* 22 (1): 131-152.

McCarthy, Joan, und Settimio Monteverde. 2018. „The Standard Account of Moral Distress and Why We Should Keep It". *HEC Forum* 30 (4): 319-328.

Meidl, Christian N.. 2009. *Wissenschaftstheorien für SozialforscherInnen.* Böhlau: UTB.

Menold, Natalja, und Kathrin Bogner. 2015. „Gestaltung von Ratingskalen in Fragebögen". GESIS Survey Guidelines. Januar 2015. https://www.gesis.org/fileadmin/upload/SDMwiki/Archiv/Ratingskalen_MenoldBogner_012015_1.0.pdf (Letzter Zugriff am 05. April 2019)

Micheel, Heinz-Günter. 2010. *Quantitative empirische Sozialforschung.* München, Basel: Reinhardt.

Mohr, Jutta, Nora Lämmel, Brigita Sandow, Dorothee Müller, Gabriele Fischer, und Karin Reiber. 2018. „Raus aus der Endlosschleife?! Eine anwendungsorientierte Forschungsperspektive auf den Fachkräftebedarf". *Pflegewissenschaft* 20 (7-8): 304-310.

Monteverde, Settimio. 2016. „Caring for tomorrow's workforce: Moral resilience and healthcare ethics education". *Nursing Ethics* 23 (1): 104-116.

Moosbrugger, Helfried, und Augustin Kelava. 2012. „Qualitätsanforderungen an einen psychologischen Test (Testgütekriterien)". In *Testtheorie und Fragebogenkonstruktion.* 2. Aufl., hrsg. von Helfried Moosbrugger und Augustin Kelava, 7-26. Berlin, Heidelberg: Springer. PDF-Ebook.

Morley, Georgina. 2018. „What is "moral distress" in nursing? How, can and should we respond to it?". *Journal of Clinical Nursing* 27 (19-20): 3443-3445.

Morley, Georgina, Jonathan Ives, Caroline Bradbury-Jones, und Fiona Irvine. 2017. „What is 'moral distress'? A narrative synthesis of the literature". *Nursing Ethics* online first: 1-17. 08. Oktober 2017. https://journals.sagepub.com/doi/10.1177/0969733017724354 (Letzter Zugriff am 06. März 2019)

Müller, Marianne. 2017. „Warum braucht es das Raschmodell?". *Pflege* 30 (5): 199.

Mummendey, Hans Dieter, und Ina Grau. 2014. *Die Fragebogen-Methode.* 6. Aufl.. Göttingen, Bern, Wien: Hogrefe.

Nolting, Hans-Dieter, Yvonne Grabbe, Hartmut O. Genz, und Martin Kordt. 2006. „Beschäftigtenfluktuation bei Pflegenden: Ein Vergleich der Bedeutung von arbeitsbedingtem Stress, organisationalen und individuellen Faktoren für die Absicht zum Berufswechsel und zum innerberuflichen Arbeitsplatzwechsel". *Pflege* 19 (2): 108-115.

Nordhausen, Thomas, und Julian Hirt. 2019. „Manual zur Literaturrecherche in Fachdatenbanken. RefHunter. Version 3.0.." 10. März 2019. https://refhunter.eu/files/2019/03/RefHunter_Version_3.0.pdf (Letzter Zugriff am 22. März 2019)

Oh, Younjae, und Chris Gastmans. 2015. „Moral distress experienced by nurses: A quantitative literature review". *Nursing Ethics* 22 (1): 15-31.

ohne Autor. 2005. „Kurzreferat". In *Berufsausstieg bei Pflegepersonal: Arbeitsbedingungen und beabsichtigter Berufsausstieg bei Pflegepersonal in Deutschland und Europa. Schriftenreihe der Bundesanstalt für Arbeitsschutz und Arbeitsmedizin*, hrsg. von Hans-Martin Hasselhorn, Bernd Hans Müller, Peter Tackenberg, Angelika Kümmerling, und Michael Simon, 5. Bremerhaven: Verlag für Neue Wissenschaft.

Olsson, Martin, Kjell Hanson, Ann-Marie Lundblad, und Marianne Cederblad. 2006. „Sense of coherence: definition and explanation". *International Journal of Welfare* 15 (3): 219-229.

Pauly, Bernadette M., Colleen Varcoe, und Jan Storch. 2012. „Framing the Issues: Moral Distress in Health Care ". HEC Forum 24 (1): 1-11. 25. März 2012. https://link.springer.com/content/pdf/10.1007%2Fs10730-012-9176-y.pdf (Letzter Zugriff am 25. Mai 2019)

Porst, Rolf. *Fragebogen. Ein Arbeitsbuch. 4. Aufl..* Wiesbaden: Springer. PDF-Ebook.

Raab-Steiner, Elisabeth, und Michael Benesch. 2012. *Der Fragebogen. Von der Forschungsidee zur SPSS-Auswertung. 3. Aufl..* Wien: Facultas.

Rabe, Marianne. 2017. *Ethik in der Pflegeausbildung Beiträge zur Theorie und Didaktik. 2. Aufl..* Bern: Hogrefe.

Raithel, Jürgen. 2008. *Quantitative Forschung. Ein Praxisbuch. 2. Aufl..* Wiesbaden. VS-Verlag. PDF-Ebook.

Rammler, Nina, und Birte Spier. 2017. „Sind wir noch zu retten?". *Intensiv* 25 (6):284-292.

Rammstedt, Beatrice. 2004. „Zur Bestimmung der Güte von Multi-Item-Skalen: eine Einführung".   GESIS   How-to,   12. https://www.ssoar.info/ssoar/bitstream/handle/document/20144/ssoar-2004rammstedt-zur_bestimmung_der_gute_von.pdf?sequence=1 (Letzter Zugriff am 05. April 2019)

Range, Lillian M., und Alicia L. Rotherham. 2010. „Moral distress among nursing and non-nursing students". *Nursing Ethics* 17 (2): 225-232.

Rathert, Cheryl, Douglas R. May, und Hye Sook Chung. 2016. „Nurse moral distress: A survey identifying predictors and potential interventions". International Journal of Nursing Studies 53 (1): 39-49.

Razali, Nornadiah Mohd, und Yap Bee Wah. 2011. „Power comparisons of Shapiro-Wilk, Kolmogorov-Smirnov, Lilliefors and Anderson-Darling tests". *Journal of Statistical Modeling and Analytics* 2 (1): 21-33.

Rennó, Heloiza Maria Siqueira, Flávia Regina Souza Ramos, und Maria José Menezes Brito. 2018. „Moral distress of nursing undergraduates: Myth or reality?". *Nursing Ethics* 25 (3): 304-312.

Riedel, Annette, und Sonja Lehmeyer. „Eckpunkte und Gegenstände: Pflegeethische Reflexion im professionellen Pflegehandeln". In *Einführung von ethishen Fallbesprechungen: Ein Konzept für die Pflegepraxis. Ethisch begründetes Handeln praktizieren, stärken und absichern.* 4. Aufl., hrsg. von Annette Riedel und Sonja Lehmeyer, 37-52. Lage: Jacobs-Verlag.

Riedel, Annette, Johann Behrens, Constanze Giese, Martina Geiselhart, Gerhard Fuchs, Helen Kohlen, Wolfgang Pasch, Marianne Rabe, und Lutz Schütze. 2017. „Zentrale Aspekte der Ethikkompetenz in der Pflege Empfehlungen der Sektion Lehrende im Bereich der Pflegeausbildung und der Pflegestudiengänge in der Akademie für Ethik in der Medizin e.V.". *Ethik in der Medizin* 29 (2): 161-165.

Riedel, Annette, und Constanze Giese. 2019. „Ethikkompetenzentwicklung in der (zukünftigen) pflegeberuflichen Qualifizierung – Konkretion und Stufung als Grundlegung für curriculare Entwicklungen". *Ethik in der Medizin* 31 (1): 61-79.

Rivera, Francisco, Irene García-Moya, Carmen Moreno, und Pilar Ramos. 2012. „Developmental contexts and sense of coherence in adolescence: A systematic review". *Journal of Health Psychology* 18 (6): 800-812.

Rodger, Daniel, Bruce Blackshaw, und Amanda Young. 2018. „Moral distress in healthcare assistants: a discussion with recommendations". *Nursing Ethics* online first: 1-8. 22. August 2018. https://journals.sagepub.com/doi/10.1177/0969733018791339 (Letzter Zugriff am 06. März 2019)

Rodney, Patricia A. 2017. „What We Know About Moral Distress. Looking over three decades of research and exploring ways to move the concept forward". *American Journal of Nursing* 117 (2): S7-S10.

Rothgang, Heinz, Rolf Müller, und Rainer Unger. 2012. *Themenreport „Pflege 2030". Was ist zu erwarten - was ist zu tun?.* Gütersloh: Bertelsmann Stiftung. PDF-Ebook.

Sagi, Shifra, und Adi Mana. 2017. "The Relevance of Salutogenesis to Social Issues Besides Health: The Case of Sense of Coherence and Intergroup Relations". In *The Handbook of Salutogenesis*, hrsg. von Maurice B. Mittelmark, Shifra Sagy, Monica Eriksson, Georg F. Bauer, Jürgen M. Pelikan, Bengt Lindström, und Geir Arild Espnes, 77-82. Berlin, Heidelberg: Springer. PDF-Ebook.

Salamonson, Yenna, Lucie M. Ramjan, Simon van den Nieuwenhuizen, Lauren Metcalfe, Sungwon Chang, und Bronwyn Everett. 2016. „Sense of coherence, self-regulated learning and academic performance in first year nursing students: A cluster analysis approach". *Nurse Education in Practice* 17: 208-213.

Sasso, Loredana, Annamaria Bagnasco, Monica Bianchi, Valentina Bressan, und Franco Carnevale. 2016. „Moral distress in undergraduate nursing students: A systematic review". *Nursing Ethics* 23 (5): 523-534.

Schenk, Olaf. 2016.*Der Zusammenhang zwischen sozialer Kompetenz und dem Kohärenzgefühl bei Auszubildenden in Gesundheits- und Krankenpflegeberufen.* Dissertationsschrift freundlicherweise zur Verfügung gestellt durch Herrn Professor Schenk.

Schäfer, Sarah K., Johanna Lass-Hennemann, Heinrich Groesdonk, Thomas Volk, Hagen Bomberg, Marlene Staginnus, Alexandra H. Brückner, Elena Holz, und Tanja Michael. 2018. „Mental Health in Anesthesiology and ICU Staff: Sense of Coherence Matters". *Frontiers in Psychiatry* 9 (440). 19. September 2018. https://www.frontiersin.org/articles/10.3389/fpsyt.2018.00440/full (Letzter Zugriff am 02. März 2019)

Salloch, Sabine, Peter Ritter, Sebastian Wäscher, Jochen Vollmann, und Jan Schildmann. 2016. „Was ist ein ethisches Problem und wie finde ich es? Theoretische, methodologische und forschungspraktische Fragen der Identifikation ethischer Probleme am Beispiel einer empirischethischen Interventionsstudie". *Ethik in der Medizin* 28 (4): 267-281.

Schnell, Martin W., und Christine Dunger. 2018. *Forschungsethik. Informieren - reflektieren - anwenden. 2. Aufl..* Bern: Hogrefe.

Schnell, Martin W., und Christine Dunger. 2017. „Über Wahrheit und Ethik in der Pflegeforschung". *Pflege & Gesellschaft* 22 (4): 293-307.

Schnell, Rainer. 2012. *Survey Interviews. Methoden standardisierter Befragungen.* Wiesbaden: Springer.

Schrems, Berta. 2017. „Moralischer Stress im Gesundheitswesen. Theoretische Grundlagen und empirische Erkenntnisse im Überblick". In *Moralischer Stress in der Pflege. Auseinandersetzung mit ethischen Dilemmasituationen,* hrsg. von Colombine Eisele, 11-27. Wien: Facultas.

Schrems, Berta M.. 2017a. „Vulnerabilität im Kontext der Pflegeforschung. Ein Essay." *Pflege & Gesellschaft* 22 (4): 308-321.

Schumacher, Jörg, Thomas Gunzelmann, und Elmar Brähler. 2000. „Deutsche Normierung der Sense of Coherence Scale von Antonovsky". *Diagnostica* 46 (4): 208-213.

Sellman, Derek. 2017. *Werteorientierte Pflege. Was macht eine gute Pflegende aus? Grundlagen ethischer Bildung für Pflegende. Deutschsprachige Ausgabe hrsg. von Diana Staudacher.* Bern: Hogrefe.

Shoorideh, Foroozan Atashzadeh, Tahereh Ashktorab, Farideh Yaghmaei, und Hamid Alavi Majd. 2015. „Relationship between ICU nurses' moral distress with burnout and anticipated turnover". *Nursing Ethics* 22 (1): 64-76.

Singer, Susanne, und Elmar Brähler. 2007. *Die »Sense of Coherence Scale«. Testhandbuch zur deutschen Version.* Göttingen: Vandenhoeck & Ruprecht.

Statistisches Bundesamt. 2015. „Bevölkerung Deutschlands bis 2060. 13. koordinierte Bevölkerungsvorausberechnung". 28. April 2015. https://www.destatis.de/DE/Publikationen/Thematisch/Bevoelkerung/Vorausberechnung/BevoelkerungBevoelkerung/BevoelkerungDeutschland2060Presse5124204159004.pdf?__blob=publicationFile (Letzter Zugriff am 24. Februar 2019)

Statistisches Bundesamt. 2018. „Fachserie 11 Reihe 2. 13. Bildung und Kultur. Berufliche Schulen. Schuljahr 2017/2018". 27. September 2018. https://www.destatis.de/DE/Themen/Gesellschaft-Umwelt/Bildung-Forschung-Kultur/Schulen/Publikationen/Downloads-Schulen/berufliche-schulen-2110200187004.pdf?__blob=publicationFile&v=5 (Letzter Zugriff am 25. April 2019)

Statistisches Landesamt Baden-Württemberg. 2018. „Berufliche Schulen in Baden-Württemberg im Schuljahr 2017/18". 09. Oktober 2018. https://www.statistik-bw.de/Service/Veroeff/Statistische_Berichte/323317001.pdf (Letzter Zugriff am 25. Mai 2019)

Stemmer, Renate, und Sabine Bartholomeyczik. 2016. „Ethikkodex Pflegeforschung der Deutschen Gesellschaft für Pflegewissenschaft". Dezember 2016. https://dg-pflegewissenschaft.de/wp-content/uploads/2017/05/Ethikkodex-Pflegeforschung-DGP-Logo-2017-05-25.pdf (Letzter Zugriff am 17. Februar 2019)

Stordeur, Sabine, William D'hoore, Beatrice van der Heijden, Miriam Di Bisceglie, Marjukka Laine, Esther van der Schoot, und die NEXT-Studiengruppe. 2005. „Führungsqualität, Arbeitszufriedenheit und berufliche Bindung von Pflegekräften". In *Berufsausstieg bei Pflegepersonal: Arbeitsbedingungen und beabsichtigter Berufsausstieg bei Pflegepersonal in Deutschland und Europa. Schriftenreihe der Bundesanstalt für Arbeitsschutz und Arbeitsmedizin,* hrsg. von Hans-Martin Hasselhorn, Bernd Hans Müller, Peter Tackenberg, Angelika Kümmerling, und Michael Simon, 30-48. Bremerhaven: Verlag für Neue Wissenschaft.

Straus, Florian, und Renate Höfer. 2010. „Kohärenzgefühl, soziale Ressourcen und Gesundheit. Überlegungen zur Interdependenz von (Widerstands-)Ressourcen.". In *Salutogenese und Kohärenzgefühl. Grundlagen, Empirie und Praxis eines gesundheitswissenschaftlichen Konzepts. 4. Aufl.,* hrsg. von Hans Wydler, Petra Kolip, und Thomas Abel, 115-128. Weinheim, München: Juventa.

Streiner, David L.. 2003. „Starting at the Beginning: An Introduction to Coefficient Alpha and Internal Consistency". *Journal of Personality Assessment* 80 (1): 99-103.

Strube, Wolfgang, Marianne Rabe, Jürgen Härlein, und Florian Steger. 2014. „Gesundheitsethische Kenntnisse im Verlauf der Pflegeausbildung – Ergebnisse einer Querschnittsstudie in Deutschland". *Ethik in der Medizin* 26 (3): 225-235.

Svavarsdottir, Erla Kolbrun, und Mary Kay Rayens. 2005. „Hardiness in families of young children with asthma". *Journal of Advanced Nursing* 50 (4): 381-390.

Takeuchi, Tomoko, Taisuke Togari, Makoto Oe, Yukie Takemura, Hiromi Sanada. 2013. „Variations in the mental health and sense of coherence (SOC) of new graduate nurses and the effects of SOC on variations in mental health". *Open Journal of Nursing* 3 (1): 122-129. März 2013. https://www.scirp.org/journal/PaperInformation.aspx?PaperID=29561 (Letzter Zugriff am 22. April 2019)

Thoma Myriam V., Shauna L. Mc Gee, Jörg M. Fegert, Heide Glaesmer, Elmar Brähler, und Andreas Maercker. 2018. „Evaluation of the revised sense of coherence scale in a representative German sample". *PLoS ONE* 13 (12): 1-18. 31. Dezember 2018. https://journals.plos.org/plosone/article/file?id=10.1371/journal.pone.0209550&type=printable (Letzter Zugriff am 19. April 2019)

Tigard, Daniel W.. 2019. „The positive value of moral distress". *Bioethics* online first: 1-8. 07. Februar 2019. https://onlinelibrary.wiley.com/doi/pdf/10.1111/bioe.12564#accessDenialLayout (Letzter Zugriff am 06. März 2019)

Ulrich, Connie M., und Christine Grady. 2018. „Introduction". In *Moral Distress in the Health Professions*, hrsg. von Connie M. Ulrich und Christine Grady, 1-7. Cham: Springer International.

UZH (Universität Zürich). 2018a. „Methodenberatung: Einfache lineare Regression". 13. August 2018. https://www.methodenberatung.uzh.ch/de/datenanalyse_spss/zusammenhaenge/ereg.html (Letzter Zugriff am 07. Juli 2019)

UZH (Universität Zürich). 2018b. „Methodenberatung: T-Test für unabhängige Stichproben". 13. August 2018. https://www.methodenberatung.uzh.ch/de/datenanalyse_spss/unterschiede/zentral/ttestunabh.html (Letzter Zugriff am 07. Juli 2019)

UZH (Universität Zürich). 2018c. „Methodenberatung: Mann-Whitney-U-Test". 18. Oktober 2018. https://www.methodenberatung.uzh.ch/de/datenanalyse_spss/unterschiede/zentral/mann.html (Letzter Zugriff am 07. Juli 2019)

Van der Schoot, Esther, Halszka Oginska, Madeleine Estryn-Behar und die NEXT-Studiengruppe. 2005. „Burnout im Pflegeberuf in Europa". In *Berufsausstieg bei Pflegepersonal: Arbeitsbedingungen und subjektiver Berufsausstieg bei Pflegepersonal in Deutschland und Europa. Schriftenreihe der Bundesanstalt für Arbeitsschutz und Arbeitsmedizin*, hrsg. von Hans-Martin Hasselhorn, Bernd Hans Müller, Peter Tackenberg, Angelika Kümmerling, und Michael Simon, 57-68. Bremerhaven: Verlag für Neue Wissenschaft.

Van der Westhuizen, Sanet C.. 2018. „Incremental validity of work-related sense of coherence in predicting work wellness". *SA Journal of Industrial Psychology* 44 (0): 1-7. 22. März 2018. https://sajip.co.za/index.php/sajip/article/view/1467/2212 (Letzter Zugriff am 19. April 2019)

Ver.di (Vereinte Dienstleistungsgewerkschaft). 2015. „Ausbildungsreport Pflegeberufe 2015" https://gesundheit-soziales.verdi.de/++file++586e63e0f1b4cd1221c4bdd0/download/Ausbildungsreport_2015.pdf (Letzter Zugriff am 25. Mai 2019)

Vogt, Katharina, Gregor, J. Jenny, und Georg F. Bauer. 2013. „Comprehensibility, manageability and meaningfulness at work: Construct validity of a scale measuring workrelated sense of coherence". *SA Journal of Industrial Psychology* 39 (1): 1-8. 16. September 2013. https://sajip.co.za/index.php/sajip/article/view/1111/1365 (Letzter Zugriff am 19. April 2019)

Walter, Esther, Thomas Abel, und Steffen Niemann. 2010. „Gesundheit als Kontinuum. Eine explorative Analyse zu den Determinanten von Minder-, Normal-, und Hochgesundheit". In *Salutogenese und Kohärenzgefühl. Grundlagen, Empirie und Praxis eines Gesundheitswissenschaftlichen Konzepts. 4. Aufl.,* hrsg. von Hans Wydler, Petra Kolip, und Thomas Abel, 99-113. Weinheim, München: Juventa.

Weber, Elijah. 2016. „Moral Distress, Workplace Health, and Intrinsic Harm". *Bioethics* 30 (4):244-250.

Webster, George C., und Françoise E. Baylis. 2000. „Moral Residue". In *Margin of Error. The Ethics of Mistakes in the Practice of Medicine,* hrsg. von Susan B. Rubin und Laurie Zoloth, 217-230. Hagerstown: University Publishing Group.

Weischer, Christoph. 2015. „Konstrukt". In *Methoden-Lexikon für die Sozialwissenschaften,* hrsg. von Rainer Diaz-Bone, und Christoph Weischer, 226. Wiesbaden: Springer. PDF-Ebook.

Wilkinson, Judith M.. 1987. „Moral Distress in Nursing Practice: Experience and Effect". *Nursing Forum* 23 (1): 16-29.

Whitehead, Phyllis B., Robert K. Herbertson, Ann B. Hamric, Elizabeth G. Epstein, und Joan M. Fisher. 2014. „Moral Distress Among Healthcare Professionals: Report of an Institution-Wide Survey". *Journal of Nursing Scholarship* 47 (2): 117-125.

Wocial, Lucia D., und Michael T. Weaver. 2013. „Development and psychometric testing of a new tool for detecting moral distress: the Moral Distress Thermometer". *Journal of Advanced Nursing* 69 (1): 167-174.

Wöhlke, Sabine. 2018. „Bedeutsamkeit und Konsequenzen von moralischem Stress im pflegerischen Alltag". In *Ethische Reflexion in der Pflege. Konzepte - Werte - Phänomene,* hrsg. von Annette Riedel und Anne-Christin Linde, 41-46. Berlin, Heidelberg: Springer.

Wöhlke, Sabine, und Claudia Wiesemann. 2016. Moral Distress im Pflegealltag und seine Bedeutung für die Implementierung von Advance Care Planning. *Pflegewissenschaft* 18 (5-6).

Wojtowicz, Bernadine, Brad Hagen, und Cheryl Van Dallen-Smith. 2014. „No place to turn: Nursing students' experiences of moral distress in mental health settings". *International Journal of Mental Health Nursing* 23 (3): 257-264.

Anhang

(A1) Recherchetabelle

Suchstring	Datenbank/ Suchma- schine	Zeitraum / Eingren- zung	Treffer
berufsausstieg UND pflege	Carelit	2002-2014 keine	8
berufsausstieg	Carelit	2001-2017 keine	22
berufsverbleib UND pflege	Carelit	1999-2007 keine	3
berufsverbleib	Carelit	1995-2009 keine	11
verweildauer UND beruf*	Carelit	1972-2018 keine	48
verweildauer [Titel] UND beruf* [Titel]	Carelit	1981-2011 keine	5
leave [Title] OR turnover [Title] OR departure [Title] AND nurs*	CINAHL	1979-2019 keine	7474
leave [Title] OR [Title] turnover OR departure [Title] AND nurs* [Title]	CINAHL	1981-2019 keine	1048
leave OR [Title] turnover [Title] OR departure [Title] AND nurs* [Title]	CINAHL	2009-2019 2009-2019	585
leave [Title] OR turnover [Title] OR departure [Title] AND nurs* [Title] AND german*	CINAHL	2006-2018 keine	6
retent* [Title] AND nurs* [Title] AND german*	CINAHL	1990 keine	1
retent* [Title] AND nurs* [Title]	CINAHL	1981-2019 keine	1185
retent* [Title] AND nurs* [Title]	CINAHL	2009-2019 keine	479
leave OR turnover OR departure AND nurs* [Title]	MEDLINE via PubMed	1950-2019 keine	815
leave [Title] OR turnover [Title] OR departure [Title] AND nurs* [Title] AND german*	MEDLINE via PubMed	1979-2018 keine	21
retent* [Title] AND nurs* [Title] AND german*	MEDLINE via PubMed	1990-2013 keine	3
leave [Title] OR turnover [Title] OR departure [Title] AND nurs* [Title]	Epistemonikos	1979-2019 keine	47 davon 17 Re- views

Recherche am 20. Februar 2019

			54 da-
retent* [Title] AND nurs* [Title]	Epistemonikos	1983-2018 keine	von 16 Re- views
berufsausstieg [Title] AND pflege [Titel]	LIVIVO	1977-2017 keine	37
berufsverbleib [Title] AND pflege [Titel]	LIVIVO	1977-2017 keine	47
leave [Title] OR turnover [Title] OR departure [Title]	LIVIVO	1794-2019 keine	1226
leave [Title] OR [Title] turnover OR departure [Title] AND ger-man*	LIVIVO	1949-2018 keine	28
retent* AND nurs* [Title] AND german*	LIVIVO	1990-2016 keine	5
retent* AND nurs* [Title]	LIVIVO	1950-2019 keine	768
kohärenz* UND pflege	Carelit	2007-2009 keine	3
kohärenz*	Carelit	1990-2018 keine	31
salutogenese UND pflege	Carelit	2004-2012 keine	16
(sense of coherence OR soc) [Ti-tle] NOT soc [Journal Title Ab-breviation]	CINAHL	1991-2019 keine	731
(sense of coherence OR soc) [Ti-tle] NOT soc [Journal Title Ab-breviation]	CINAHL	2009-2019 2009-2019	439
(sense of coherence OR soc) [Ti-tle] NOT soc [Journal Title Ab-breviation]	CINAHL	2014-2019 2014-2019	246
(sense of coherence OR soc) [Ti-tle] NOT soc [Journal Title Ab-breviation]	CINAHL	2017-2019 2017-2019	95
(sense of coherence OR soc) [Ti-tle] AND nurs* [Title] AND stu-dent*	CINAHL	1994-2016 keine	4
(sense of coherence OR soc) [Ti-tle] AND nurs* [Title]	CINAHL	1991-2018 keine	127
(sense of coherence OR soc) [Ti-tle] AND nurs* [Title]	CINAHL	2009-2018 2009-2019	58
(sense of coherence OR soc) [Ti-tle] AND nurs* [Title] NOT soc [Journal Title Abbreviation]	CINAHL	2009-2017 2009-2019	19
(sense of coherence OR soc) [Ti-tle] AND german* NOT soc [Jour-nal Title Abbreviation]	CINAHL	2003-2017 keine	13
(sense of coherence OR soc) [Ti-tle] AND nurs* [Title]	Epistemonikos	1996-2016 keine	6 davon

21. Februar 2019

				1 Review
22. Februar 2019	(sense of coherence OR soc) [Title] [Systematic Review]	Epistemonikos	1995-2019 keine	62 Reviews
	(sense of coherence OR soc) [Title] AND nurs* [Title] AND student*	MEDLINE via PubMed	1972-2018 keine	6
	(sense of coherence OR soc) [Title] AND nurs* [Title]	MEDLINE via PubMed	1972-2018 keine	38
	kohärenz* [Title] AND pflege [Title]	LIVIVO	2005-2018 keine	5
	kohärenz* [Title] AND pflege	LIVIVO	2004-2018 keine	13
	(sense of coherence OR soc) [Title] AND nurs* [Title] AND student*	LIVIVO	1972-2018 keine	64
	moral* UND stress	Carelit	2015-2018 keine	10
	moral distress [Title]	CINAHL	1987-2019 keine	542
	moral distress [Title]	CINAHL	2009-2019 2009-2019	449
	moral distress [Title]	CINAHL	2014-2019 2014-2019	297
	moral distress [Title]	CINAHL	2017-2019 2017-2019	133
	moral distress [Title] AND nurs* [Title] AND student*	CINAHL	2006-2018 keine	14
	moral distress [Title] AND nurs* [Title]	CINAHL	1987-2019 keine	256
	moral distress [Title] AND nurs* [Title]	CINAHL	2017-2019 2017-2019	55
	moral distress [Title] AND nurs* [Title] AND student*	MEDLINE via PubMed	2006-2019 keine	27
	moral distress [Title] AND nurs* [Title]	MEDLINE via PubMed	1987-2019 keine	200
	moral distress [Title] AND nurs* [Title]	MEDLINE via PubMed	2017-2019 2017-2019	59
	moral distress [Title] AND nurs* [Title] AND student*	Epistemonikos	2016 keine	1 Review
	moral distress [Title] AND nurs* [Title]	Epistemonikos	2005-2018 keine	11 davon 9 Reviews
	moralischer stress [Title] AND pfleg* [Title]	LIVIVO	2012-2019 keine	15
	moralischer stress [Title] AND pfleg*	LIVIVO	2012-2019 keine	23

	Suchbegriffe	Datenbank	Zeitraum/Filter	Treffer
	moral distress [Title] AND nurs* [Title] AND student*	LIVIVO	1995-2019 keine	150
	moral distress [Title] AND nurs* [Title] AND student* [Title]	LIVIVO	2010-2019 keine	30
	beruf* UND moral* UND stress	Carelit	2015 keine	2
	beruf* UND kohärenz*	Carelit	2018 keine	1
	moral* UND kohärenz*	Carelit	-	-
	moral* UND saluto*	Carelit	-	-
	(leave OR turnover OR departure) [Title] AND (sense of coherence OR soc) [Title] NOT soc [Journal Title Abbreviation]	CINAHL	-	-
	retent* [Title] AND (sense of coherence OR soc) [Title] NOT soc [Journal Title Abbreviation]	CINAHL	2012 keine	1
	moral distress [Title] AND (sense of coherence OR soc) [Title] NOT soc [Journal Title Abbreviation]	CINAHL	2018 keine	1
	(leave OR turnover OR departure) [Title] AND moral distress [Title]	CINAHL	2007-2017 keine	8
	retent* [Title] AND moral distress [Title]	CINAHL	2008-2014 keine	3
23. Februar 2019	(leave OR turnover OR departure) [Title] AND (sense of coherence OR soc) [Title]	Epistemonikos	-	-
	retent* [Title] AND (sense of coherence OR soc) [Title]	Epistemonikos	2017	1 Review
	(leave OR turnover OR departure) [Title] AND moral distress [Title]	Epistemonikos	-	-
	retent* [Title] AND moral distress [Title]	Epistemonikos	-	-
	(sense of coherence OR soc) [Title] AND moral distress [Title]	Epistemonikos	-	-
	berufsausstieg AND kohärenz*	LIVIVO	-	-
	berufsverbleib AND kohärenz*	LIVIVO	-	-
	berufsausstieg AND moral* stress	LIVIVO	-	-
	berufsverbleib AND moral* stress	LIVIVO	-	-
	kohärenz* AND moral* stress	LIVIVO	1996-2017 keine	5
	(leave OR turnover OR departure) [Title] AND (sense of coherence OR soc) [Title]	LIVIVO	1859-2018 keine	22
	retent* [Title] AND (sense of coherence OR soc) [Title]	LIVIVO	1962-2013 keine	3

(leave OR turnover OR depar- ture) [Title] AND moral distress [Title]	LIVIVO	1979-2018 keine	2
retent* [Title] AND moral distress [Title]	LIVIVO	-	-
moral distress [Title] AND (sense of coherence OR soc) [Title] AND student* [Title]	LIVIVO	2016-2018 keine	2

(A2) Pretest - Erkenntnisse und Veränderungen

Erkenntnis aus dem Pretest	Veränderung des Fragebogens
Viele Testpersonen hielten das Smartphone trotz Hinweis vertikal	Hinweisgrafik etwas vergrößert
Wechselnde Polarität der Work-SOC-Items wurde beanstandet	Keine Veränderung, da validiertes Instrument
Hinweise zum Ausfüllen wurden bei MD-Erhebung nicht oder nicht richtig gelesen	Gestaltung des Textes aufgelockert. Hervorgehobenen Hinweis ergänzt, die Anweisungen aufmerksam zu lesen.
Abgefragter Zeitraum bei Erhebung von MD („Ausbildung insgesamt") wird als schwer zu beantworten angesehen	Abgefragter Zeitraum auf letzten Praxiseinsatz spezifiziert
Verwirrung ob bei MD-Erhebung linke und rechte Spalte ausgefüllt werden müssen	Anpassung des Hinweistextes
Leichtes Verstellen des Wertes beim Scrollen, wenn zwei MDT angezeigt werden	Verbreiterung des ‚scrollbaren' Feldes zwischen den MDT
Tippfehler auf letzter Seite	Tippfehler korrigiert
Dauer zum Ausfüllen des Bogens wird als zu lang empfunden	Keine Veränderung, da über beide Gruppen hinweg durchschnittliche Dauer zum Ausfüllen von 13 Minuten als akzeptabel angesehen wird

(A3) Fragebogen

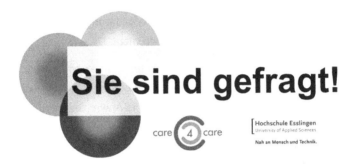

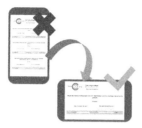

Für die Bearbeitung des Fragebogens auf dem Smartphone bitte das Display quer halten

Ich bin einverstanden und möchte die Befragung starten

Befragung unterbrechen und später fortsetzen

Andreas Küpper, Studiengang Pflegewissenschaft M.A., Hochschule Esslingen – 2019

Hochschule Esslingen
University of Applied Sciences

Nah an Mensch und Technik.

gleich 10% geschafft

Fragen zur Ausbildung

Zunächst ein paar Fragen zu Ihrer Ausbildung. Klicken Sie einfach auf die für Sie passende Antwort. Bei manchen Fragen öffnet sich erst nach dem ersten Anklicken ein Fenster mit Auswahlmöglichkeiten.

Welche Art der Ausbildung absolvieren Sie?   **Wann haben Sie Ihre Ausbildung begonnen?**

[Bitte auswählen]   [Bitte auswählen]

Haben Sie im Rahmen der Ausbildung schon mindestens vier Wochen Praxiseinsatz absolviert?

ja	nein

Befinden Sie sich aktuell seit mindestens einer Woche in einem Praxiseinsatz?

ja	nein

Absolvieren Sie ein duales Pflegestudium?

ja	nein

Welches der unten genannten Ziele wollen Sie durch die Ausbildung vor allem erreichen?

danach in einem Pflegeberuf? arbeiten	Wartezeit auf einen Studienplatz? überbrücken	danach ein Pflegestudium? absolvieren	ein anderes Ziel

Weiter zur nächsten Seite

Befragung unterbrechen und später fortsetzen

Hochschule Esslingen

gleich 30% geschafft

Fragen zu Ihrer Arbeitssituation

Wie empfinden Sie persönlich Ihre momentane Arbeit bzw. Arbeitssituation im Allgemeinen?

Kreuzen Sie auf jeder Zeile an, was Ihren Empfindungen am ehesten entspricht.

bewältigbar	◯ ◯ ◯ ◯ ◯ ◯	nicht bewältigbar
sinnlos	◯ ◯ ◯ ◯ ◯ ◯	sinnvoll
strukturiert	◯ ◯ ◯ ◯ ◯ ◯	chaotisch
beeinflussbar	◯ ◯ ◯ ◯ ◯ ◯	unbeeinflussbar
unbedeutend	◯ ◯ ◯ ◯ ◯ ◯	bedeutend
übersichtlich	◯ ◯ ◯ ◯ ◯ ◯	unübersichtlich
steuerbar	◯ ◯ ◯ ◯ ◯ ◯	nicht steuerbar
nicht lohnend	◯ ◯ ◯ ◯ ◯ ◯	lohnenswert
vorhersehbar	◯ ◯ ◯ ◯ ◯ ◯	unvorhersehbar

Weiter zur nächsten Seite

Befragung unterbrechen und später fortsetzen

Andreas Kupper, Studiengang Pflegewissenschaft M.A., Hochschule Esslingen – 2019

gleich 75% geschafft

Fragen zu ethischen Problemen bei der Arbeit

Bitte lesen Sie die folgenden Hinweise vor dem Ausfüllen genau durch:

Markieren Sie bitte bei den folgenden ethischen Problemen...

...auf der **linken Seite, wie oft** Sie diese in der **letzten Praxisphase** Ihrer Ausbildung erlebt haben.

...auf der **rechten Seite**, mit Hilfe des **stufenlosen Schiebereglers, wie sehr** Sie diese Probleme **belastet** haben.

Wenn Sie ein Problem nie erlebt haben, markieren Sie auf der linken Seite 'nie' und klicken auf das Kreuz rechts außen.

Um die einzelnen Problemen besser zu verstehen, werden Ihnen unter *Beispiele?* ganz konkrete Situationen angezeigt.

Wegen Anweisungen anderer Personen kann ich Patienten nicht so gut wie möglich versorgen.

Beispiele?

Wie oft haben Sie das erlebt?   *Wie sehr haben Sie solche Situationen belastet?*

[Wie oft?]   nie
                                                                                       erlebt

                              keine   größte   ✕
                              Belastung   Belastung

Wegen der Rahmenbedingungen kann ich Patienten nicht richtig versorgen.

Beispiele?

Wie oft haben Sie das erlebt?   *Wie sehr haben Sie solche Situationen belastet?*

[Wie oft?]   nie
                                                                                       erlebt

                              keine   größte   ✕
                              Belastung   Belastung

Wegen anderer Personen muss ich mit Patienten oder Angehörigen etwas machen, das ich falsch finde.

Beispiele [7]

Wie oft haben Sie das erlebt?   *Wie sehr haben Sie solche Situationen belastet?*

[Wie oft?]

keine
Belastung

größte
Belastung

nie
erlebt

Ich muss selbstständig Patienten versorgen, die ich alleine nicht gut versorgen kann.

Beispiele [7]

Wie oft haben Sie das erlebt?   *Wie sehr haben Sie solche Situationen belastet?*

[Wie oft?]

keine
Belastung

größte
Belastung

nie
erlebt

Andere Mitarbeiter verhalten sich schlecht und ich kann nichts dagegen machen.

Beispiele [7]

Wie oft haben Sie das erlebt?   *Wie sehr haben Sie solche Situationen belastet?*

[Wie oft?]

keine
Belastung

größte
Belastung

nie
erlebt

Um Patienten richtig zu versorgen, muss ich Dinge machen, die ich eigentlich nicht gut finde.

Beispiele [7]

Wie oft haben Sie das erlebt?   *Wie sehr haben Sie solche Situationen belastet?*

[Wie oft?]

nie

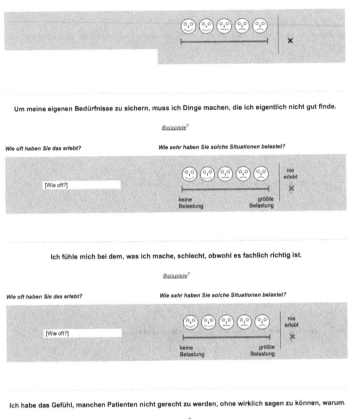

Um meine eigenen Bedürfnisse zu sichern, muss ich Dinge machen, die ich eigentlich nicht gut finde.

Beispiele[7]

Wie oft haben Sie das erlebt?   *Wie sehr haben Sie solche Situationen belastet?*

Ich fühle mich bei dem, was ich mache, schlecht, obwohl es fachlich richtig ist.

Beispiele[7]

Wie oft haben Sie das erlebt?   *Wie sehr haben Sie solche Situationen belastet?*

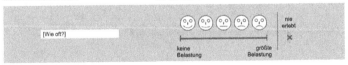

Ich habe das Gefühl, manchen Patienten nicht gerecht zu werden, ohne wirklich sagen zu können, warum.

Beispiele[7]

Wie oft haben Sie das erlebt?   *Wie sehr haben Sie solche Situationen belastet?*

Ich weiß nicht, welche Handlung die beste für den Patienten ist.

Beispiele[?]

Wie oft haben Sie das erlebt?   _Wie sehr haben Sie solche Situationen belastet?_

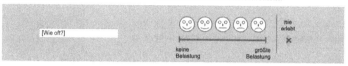

Das Moralische-Disstress-Thermometer

Moralischer Disstress ist eine negative psychische und/oder physische Reaktion auf ethische Probleme bei der Arbeit[1].

Bitte markieren Sie die Zahl (0-10) auf dem Thermometer, welche am besten wiedergibt...

...wie viel Moralischen Disstress Sie in der vergangenen Woche inklusive heute bei der Arbeit erlebt haben.

...wie sehr Sie Moralischer Disstress durch die Arbeit in der ganzen Ausbildung belastet.

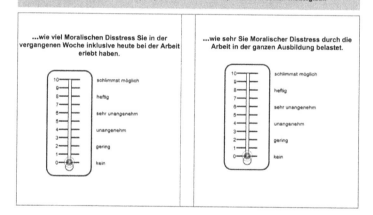

Weiter zu Fragen zum Berufsverbleib

Befragung unterbrechen und später fortsetzen

Andreas Kupper, Studiengang Pflegewissenschaft M.A., Hochschule Esslingen – 2019

Hochschule Esslingen
University of Applied Sciences
Nah an Mensch und Technik.

gleich 90% geschafft

Fragen zum beabsichtigten Verbleib im Pflegeberuf

Die folgenden Fragen drehen sich darum, wie lange Sie im *Pflegeberuf* arbeiten möchten und können. Im Pflegeberuf arbeiten meint hierbei die Arbeit direkt mit den Patientinnen und Patienten. Tätigkeiten in anderen *Bereichen der Pflege*? sind nicht gemeint. Wählen Sie einfach in jeder Zeile die Antwort, die Ihnen am passendsten erscheint.

Was glauben Sie, bis zu welchem Alter Sie selbst als Pflegekraft ‚am Bett' arbeiten?
67 als aktuelles Renteneintrittsalter gilt hier als Maximum

Ich denke, ich werde bis zu einem Alter von ☐ Jahren in der Pflege am Bett arbeiten.

In welchem Stellenumfang hab Sie vor in Zukunft hauptsächlich in der Pflege ‚am Bett' arbeiten?

gar nicht	unter 25%	zwischen 25% und 50%	zwischen 50% und 75%	zwischen 75% und 100%	Vollzeit

Wie lange kann man Ihrer Meinung nach als examinierte Pflegekraft maximal in Vollzeit ‚am Bett' arbeiten?

gar nicht	maximal 5 Jahre	über 5 bis maximal 10 Jahre	über 10 bis maximal 20 Jahre	über 20 bis maximal 30 Jahr	über 30 Jahre

Wie oft in den vergangenen zwölf Monaten haben Sie daran gedacht, ein/e andere/s Ausbildung/Studium zu machen?

nie	mehrmals im Jahr	mehrmals monatlich	mehrmals wöchentlich	täglich

Wie oft in den letzten zwölf Monaten haben Sie daran gedacht, den Pflegeberuf zu verlassen?

nie	mehrmals im Jahr	mehrmals monatlich	mehrmals wöchentlich	täglich

Abschließend noch ein paar Fragen zu Ihrer Person

Befragung unterbrechen und später fortsetzen

Andreas Kuptiel, Studiengang Pflegewissenschaft M.A., Hochschule Esslingen – 2019

care 4 care | Hochschule Esslingen
University of Applied Sciences
Nah an Mensch und Technik.

gleich 99% geschafft

Fragen zur Person

Abschließend noch ein paar Fragen zu Ihrer Person.

Wie alt sind Sie?	Welches Geschlecht haben Sie?	Was ist Ihr höchster Schulabschluss?
Jahre	[Geschlecht]	[Abschluss]

Haben Sie vor Beginn Ihrer Pflegeausbildung bereits eine Ausbildung oder ein Studium absolviert?

ja	nein

Zur Einwilligungserklärung

Befragung unterbrechen und später fortsetzen

Andreas Kupper, Studiengang Pflegewissenschaft M.A., Hochschule Esslingen – 2019

care 4 care | Hochschule Esslingen
University of Applied Sciences
Nah an Mensch und Technik.

gleich 100% geschafft

Sie haben jetzt den ganzen Fragebogen bearbeitet, vielen Dank!

Wenn Sie einverstanden sind, dass die von Ihnen gemachten Angaben für meine und evtl. weitere Forschung genutzt werden, markieren Sie bitte das blaue Auswahlfeld und senden Sie durch einen Klick auf den Button ‚Daten abschicken und Befragung beenden' die Daten ab.

Falls Sie dies nicht wünschen, klicken Sie unten auf ‚Befragung beenden und Daten NICHT speichern'.

O Ich bin einverstanden, dass die von mir abgegebenen Daten anonym gespeichert und ausschließlich für wissenschaftliche Zwecke verwendet werden

Daten abschicken und Befragung beenden

Befragung unterbrechen und später fortsetzen   Befragung beenden und Daten NICHT speichern

Andreas Kupper, Studiengang Pflegewissenschaft M.A., Hochschule Esslingen – 2019

Hochschule Esslingen
University of Applied Sciences

Nah am Mensch und Technik.

Sie haben es geschafft!

Ich möchte mich ganz herzlich für Ihre wertvolle Zeit bedanken.

Sollten Sie Fragen zu dieser Forschungsarbeit haben, können Sie mir diese, durch Klick auf meinen Namen ganz am unteren Ende der Seite, per E-Mail zukommen lassen.

1 Definition Moralischer Disstress:
Eigene Definition in Anlehnung an Fourie 2015, 97

Fourie, Carina. 2015. „Moral Distress and Moral Conflict in Clinical Ethics". *Bioethics* 29 (2): 91-97.

Ihre Antworten wurden gespeichert, Sie können das Browser-Fenster nun schließen

---

(A4) Plakat für Pflegeschulen

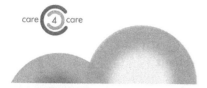

Sie sind gefragt!

Liebe Auszubildende

in der Gesundheits- und (Kinder-) Krankenpflege
oder Gesundheits- und Krankenpflegehilfe

Toll, dass Sie sich für diese wichtige Ausbildung entschieden haben. Sie sind die Zukunft der Pflege!

Leider verlassen viele Pflegekräfte ihren Beruf bereits bald nach dem Ende ihrer Ausbildung wieder. Um dieses Phänomen besser zu verstehen, möchte ich erforschen, inwieweit Sie Ihre Arbeit als verständlich, handhabbar und sinnhaft erleben und wie das mit Ihrer Belastung durch ethische Probleme in der Praxis und Ihrer Absicht im Beruf zu verbleiben zusammenhängt.

Ich würde mich sehr freuen, wenn Sie sich ca. 15 Minuten Zeit nehmen um hierzu einen anonymen Online-Fragebogen auszufüllen.

Herzlichen Dank

Andreas Kupper
Student Pflegewissenschaft M.A.
Hochschule Esslingen

Sie haben Fragen?
Kontaktieren Sie mich unter Andreas.Kuepper@stud.hs-esslingen.de

Hier geht's los!

https://www.soscisurvey.de/AKMA2019/

Einfach den QR-Code scannen
oder die URL aufrufen

(A5) Überprüfung W-SOC-Skala

KMO- und Bartlett-Test

Maß der Stichprobeneignung nach Kaiser-Meyer-Olkin.		,796
Bartlett-Test auf Sphärizität	Ungefähres Chi-Quadrat	1298,185
	df	36
	Signifikanz nach Bartlett	,000

Erklärte Gesamtvarianz

Kompo-nente	Anfängliche Eigenwerte			Summen von quadrierten Faktorladungen für Extraktion			Rotierte Summe der quadrierten Ladungen[a]
	Gesamt	% der Vari-anz	Kumulierte %	Gesamt	% der Vari-anz	Kumulierte %	Gesamt
1	3,186	35,400	35,400	3,186	35,400	35,400	2,744
2	1,821	20,229	55,629	1,821	20,229	55,629	2,071
3	,819	9,100	64,729	,819	9,100	64,729	2,108
4	,707	7,854	72,583				
5	,592	6,577	79,160				
6	,542	6,019	85,179				
7	,511	5,682	90,860				
8	,481	5,350	96,210				
9	,341	3,790	100,000				

Extraktionsmethode: Hauptkomponentenanalyse.

a. Wenn Komponenten korreliert sind, können die Summen der quadrierten Ladungen nicht addiert werden, um eine Gesamtvarianz zu erhalten.

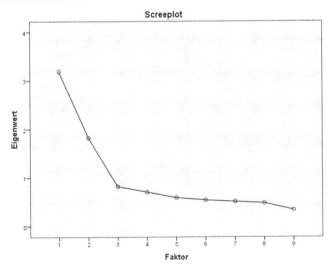

Screeplot

Mustermatrix[a]

	Komponente		
	1	2	3
W-SOC Items: nicht bewältigbar/bewältigbar	,674	,241	-,001
W-SOC Items: sinnlos/sinnvoll	,070	,801	-,091
W-SOC Items: chaotisch/strukturiert	,859	,011	-,027
W-SOC Items: unbeeinflussbar/beeinflussbar	-,106	,048	,930
W-SOC Items: unbedeutend/bedeutend	-,104	,806	,161
W-SOC Items: unübersichtlich/übersichtlich	,817	-,012	,045
W-SOC Items: nicht steuerbar/steuerbar	,213	,067	,693
W-SOC Items: nicht lohnend/lohnenswert	,216	,708	,065
W-SOC Items: unvorhersehbar/vorhersehbar	,450	-,357	,263

Extraktionsmethode: Hauptkomponentenanalyse.
Rotationsmethode: Oblimin mit Kaiser-Normalisierung.
a. Die Rotation ist in 5 Iterationen konvergiert.

Komponentenkorrelationsmatrix

Komponente	1	2	3
1	1,000	,132	,468
2	,132	1,000	,038
3	,468	,038	1,000

Extraktionsmethode: Hauptkomponentenanalyse.
Rotationsmethode: Oblimin mit Kaiser-Normalisierung.

Zusammenfassung der Fallverarbeitung

Fälle		N	%
	Gültig	545	93,8
	Ausgeschlossen[a]	36	6,2
	Gesamt	581	100,0

a. Listenweise Löschung auf der Grundlage aller Variablen in der Prozedur.

Reliabilitätsstatistiken

Cronbachs Alpha	Cronbachs Alpha für standardisierte Items	Anzahl der Items
,752	,756	9

Skala-Statistiken

Mittelwert	Varianz	Standardabweichung	Anzahl der Items
42,59	57,158	7,560	9

Item-Skala-Statistiken

	Skalenmittelwert, wenn Item weggelassen	Skalenvarianz, wenn Item weggelassen	Korrigierte Item-Skala-Korrelation	Quadrierte multiple Korrelation	Cronbachs Alpha, wenn Item weggelassen
W-SOC Items: nicht bewältigbar/bewältigbar	37,50	45,011	,552	,324	,711
W-SOC Items: sinnlos/sinnvoll	36,96	48,796	,268	,325	,757
W-SOC Items: chaotisch/strukturiert	38,57	43,911	,571	,474	,706
W-SOC Items: unbeeinflussbar/beeinflussbar	38,39	46,877	,411	,259	,733
W-SOC Items: unbedeutend/bedeutend	36,64	49,965	,303	,309	,748
W-SOC Items: unübersichtlich/übersichtlich	38,29	44,217	,569	,482	,707
W-SOC Items: nicht steuerbar/steuerbar	38,32	45,134	,544	,385	,712
W-SOC Items: nicht lohnend/lohnenswert	37,20	45,755	,451	,339	,726
W-SOC Items: unvorhersehbar/vorhersehbar	38,85	49,376	,248	,215	,760

Verarbeitete Fälle

	Fälle					
	Gültig		Fehlend		Gesamt	
	N	Prozent	N	Prozent	N	Prozent
Summenscore W-SOC	545	93,8%	36	6,2%	581	100,0%

Deskriptive Statistik

			Statistik	Standardfehler
Summenscore W-SOC	Mittelwert		42,59	,324
	95 % Konfidenzintervall des Mittelwerts	Untergrenze	41,95	
		Obergrenze	43,23	
	5 % getrimmtes Mittel		42,69	
	Median		43,00	
	Varianz		57,158	
	Standardabweichung		7,560	
	Minimum		19	
	Maximum		62	
	Spannweite		43	
	Interquartilbereich		11	
	Schiefe		-,227	,105
	Kurtosis		-,228	,209

Tests auf Normalverteilung

	Kolmogorov-Smirnov[a]			Shapiro-Wilk		
	Statistik	df	Signifikanz	Statistik	df	Signifikanz
Summenscore W-SOC	,054	545	,001	,993	545	,011

a. Signifikanzkorrektur nach Lilliefors

(A6) Zusammenhang Häufigkeit und Belastung Moral Distress

Korrelationen

			Häufigkeit 'wg Personen nicht optimal'	Belastung 'wg Personen nicht optimal'
Spearman-Rho	Häufigkeit 'wg Personen nicht optimal'	Korrelationskoeffizient	1,000	,520**
		Sig. (2-seitig)	.	,000
		N	544	538

**. Die Korrelation ist auf dem 0,01 Niveau signifikant (zweiseitig).

			Häufigkeit 'wg Strukturen nicht optimal'	Belastung 'wg Strukturen nicht optimal'
Spearman-Rho	Häufigkeit 'wg Strukturen nicht optimal'	Korrelationskoeffizient	1,000	,550**
		Sig. (2-seitig)	.	,000
		N	537	533

**. Die Korrelation ist auf dem 0,01 Niveau signifikant (zweiseitig).

			Häufigkeit 'wg Personen schlecht'	Belastung 'wg Personen schlecht'
Spearman-Rho	Häufigkeit 'wg Personen schlecht'	Korrelationskoeffizient	1,000	,671**
		Sig. (2-seitig)	.	,000
		N	536	531

**. Die Korrelation ist auf dem 0,01 Niveau signifikant (zweiseitig).

			Häufigkeit 'allein zu viel'	Belastung 'allein zu viel'
Spearman-Rho	Häufigkeit 'allein zu viel'	Korrelationskoeffizient	1,000	,683**
		Sig. (2-seitig)	.	,000
		N	540	537

**. Die Korrelation ist auf dem 0,01 Niveau signifikant (zweiseitig).

			Häufigkeit 'andere schlecht'	Belastung 'andere schlecht'
Spearman-Rho	Häufigkeit 'andere schlecht'	Korrelationskoeffizient	1,000	,468**
		Sig. (2-seitig)	.	,000
		N	541	538

**. Die Korrelation ist auf dem 0,01 Niveau signifikant (zweiseitig).

			Häufigkeit 'Dilemma Pat'	Belastung 'Dilemma Pat'
Spearman-Rho	Häufigkeit 'Dilemma Pat'	Korrelationskoeffizient	1,000	,794**
		Sig. (2-seitig)	.	,000
		N	526	520

**. Die Korrelation ist auf dem 0,01 Niveau signifikant (zweiseitig).

			Häufigkeit 'Dilemma selbst'	Belastung 'Dilemma selbst'
Spearman-Rho	Häufigkeit 'Dilemma selbst'	Korrelationskoeffizient	1,000	,792**
		Sig. (2-seitig)	.	,000
		N	529	525

**. Die Korrelation ist auf dem 0,01 Niveau signifikant (zweiseitig).

			Häufigkeit 'fachlich gut'	Belastung 'fachlich gut'
Spearman-Rho	Häufigkeit 'fachlich gut'	Korrelationskoeffizient	1,000	,861**
		Sig. (2-seitig)	.	,000
		N	519	515

**. Die Korrelation ist auf dem 0,01 Niveau signifikant (zweiseitig).

			Häufigkeit 'unklares Problem'	Belastung 'unklares Problem'
Spearman-Rho	Häufigkeit 'unklares Problem'	Korrelationskoeffizient	1,000	,740**
		Sig. (2-seitig)	.	,000
		N	532	527

**. Die Korrelation ist auf dem 0,01 Niveau signifikant (zweiseitig).

			Häufigkeit 'unsicher Bestes'	Belastung 'unsicher Bestes'
Spearman-Rho	Häufigkeit 'unsicher Bestes'	Korrelationskoeffizient	1,000	,737**
		Sig. (2-seitig)	.	,000
		N	528	522

**. Die Korrelation ist auf dem 0,01 Niveau signifikant (zweiseitig).

(A7) Überprüfung MDPS

KMO- und Bartlett-Test

Maß der Stichprobeneignung nach Kaiser-Meyer-Olkin.		,835
Bartlett-Test auf Sphärizität	Ungefähres Chi-Quadrat	910,477
	df	45
	Signifikanz nach Bartlett	,000

Erklärte Gesamtvarianz

Kompo-nente	Anfängliche Eigenwerte			Summen von quadrierten Faktorladun-gen für Extraktion			Rotierte Summe der quadrierten Ladungen[a]
	Gesamt	% der Vari-anz	Kumulierte %	Gesamt	% der Vari-anz	Kumulierte %	Gesamt
1	3,310	33,100	33,100	3,310	33,100	33,100	2,603
2	1,119	11,186	44,286	1,119	11,186	44,286	2,296
3	,927	9,265	53,551	,927	9,265	53,551	2,003
4	,860	8,605	62,156				
5	,822	8,219	70,375				
6	,684	6,836	77,211				
7	,620	6,202	83,413				
8	,593	5,925	89,338				
9	,554	5,542	94,880				
10	,512	5,120	100,000				

Extraktionsmethode: Hauptkomponentenanalyse.

a. Wenn Komponenten korreliert sind, können die Summen der quadrierten Ladungen nicht addiert wer-den, um eine Gesamtvarianz zu erhalten.

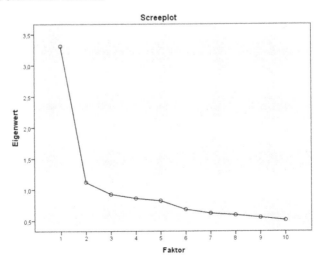

Screeplot

Mustermatrix[a]

Komponente

	1	2	3
Belastung 'wg Personen nicht optimal'	,744	-,148	,137
Belastung 'wg Strukturen nicht optimal'	,627	-,025	,143
Belastung 'wg Personen schlecht'	,527	,140	,009
Belastung 'allein zu viel'	,513	,120	,086
Belastung 'andere schlecht'	,659	,086	-,122
Belastung 'Dilemma Pat'	,027	,704	,110
Belastung 'Dilemma selbst'	,217	,778	-,281
Belastung 'fachlich gut'	-,221	,653	,402
Belastung 'unklares Problem'	,110	,093	,667
Belastung 'unsicher Bestes'	,081	-,094	,846

Extraktionsmethode: Hauptkomponentenanalyse.

Rotationsmethode: Promax mit Kaiser-Normalisierung.

a. Die Rotation ist in 6 Iterationen konvergiert.

Komponentenkorrelationsmatrix

Komponente	1	2	3
1	1,000	,395	,284
2	,395	1,000	,350
3	,284	,350	1,000

Extraktionsmethode: Hauptkomponentenanalyse.

Rotationsmethode: Promax mit Kaiser-Normalisierung.

Reliabilitätsstatistiken

Cronbachs Alpha	Cronbachs Alpha für standardisierte Items	Anzahl der Items
,772	,775	10

Skala-Statistiken

Mittelwert	Varianz	Standardabweichung	Anzahl der Items
482,84	33019,240	181,712	10

Item-Skala-Statistiken

	Skalenmittel-wert, wenn I-tem wegge-lassen	Skalenvari-anz, wenn I-tem wegge-lassen	Korrigierte I-tem-Skala-Korrelation	Quadrierte multiple Kor-relation	Cronbachs Al-pha, wenn I-tem wegge-lassen
Belastung 'wg Personen nicht optimal'	426,80	28593,707	,453	,251	,753
Belastung 'wg Strukturen nicht optimal'	422,42	28050,588	,451	,239	,752
Belastung 'wg Personen schlecht'	433,84	27105,046	,409	,199	,757
Belastung 'allein zu viel'	429,42	26860,140	,429	,222	,755
Belastung 'andere schlecht'	418,06	28235,868	,398	,199	,758
Belastung 'Dilemma Pat'	442,80	26575,314	,486	,286	,746
Belastung 'Dilemma selbst'	445,53	27020,598	,451	,241	,751
Belastung 'fachlich gut'	451,67	27131,839	,444	,264	,752
Belastung 'unklares Problem'	433,46	26986,241	,460	,263	,750
Belastung 'unsicher Bestes'	441,56	27665,650	,415	,238	,756

Verarbeitete Fälle

	Fälle					
	Gültig		Fehlend		Gesamt	
	N	Prozent	N	Prozent	N	Prozent
Summenscore MD	524	90,2%	57	9,8%	581	100,0%

Deskriptive Statistik

			Statistik	Standardfehler
Summenscore MD	Mittelwert		482,84	7,938
	95 % Konfidenzintervall des Mittelwerts	Untergrenze	467,25	
		Obergrenze	498,43	
	5 % getrimmtes Mittel		484,87	
	Median		486,50	
	Varianz		33019,240	
	Standardabweichung		181,712	
	Minimum		0	
	Maximum		952	
	Spannweite		952	
	Interquartilbereich		257	
	Schiefe		-,161	,107
	Kurtosis		-,417	,213

Tests auf Normalverteilung

	Kolmogorov-Smirnov[a]			Shapiro-Wilk		
	Statistik	df	Signifikanz	Statistik	df	Signifikanz
Summenscore MD	,028	524	,200[*]	,994	524	,024

[*]. Dies ist eine untere Grenze der echten Signifikanz.

a. Signifikanzkorrektur nach Lilliefors

(A8) Soziodemografische Merkmale der Teilnehmenden

Alter gruppiert

		Häufigkeit	Prozent	Gültige Prozente	Kumulierte Prozente
Gültig	≤ 20 Jahre	256	44,1	44,7	44,7
	> 20 Jahre ≤ 25 Jahre	246	42,3	42,9	87,6
	> 25 Jahre ≤ 30 Jahre	31	5,3	5,4	93,0
	> 30 Jahre	40	6,9	7,0	100,0
	Gesamt	573	98,6	100,0	
Fehlend	nicht beantwortet	8	1,4		
Gesamt		581	100,0		

Deskriptive Statistik

	N	Minimum	Maximum	Mittelwert	Standardabweichung
Alter: ... Jahre	573	17	53	22,33	5,454
Gültige Werte (Listenweise)	573				

Geschlecht

		Häufigkeit	Prozent	Gültige Prozente	Kumulierte Prozente
Gültig	weiblich	493	84,9	85,4	85,4
	männlich	82	14,1	14,2	99,7
	divers	2	,3	,3	100,0
	Gesamt	577	99,3	100,0	
Fehlend	nicht beantwortet	4	,7		
Gesamt		581	100,0		

Geschlecht (GuKKP))

		Häufigkeit	Prozent	Gültige Prozente	Kumulierte Prozente
Gültig	weiblich	40	87,0	88,9	88,9
	männlich	5	10,9	11,1	100,0
	Gesamt	45	97,8	100,0	
Fehlend	nicht beantwortet	1	2,2		
Gesamt		46	100,0		

Schulabschluss

		Häufigkeit	Prozent	Gültige Prozente	Kumulierte Prozente
Gültig	Hauptschulabschluss	10	1,7	1,7	1,7
	Mittlerer Schulabschluss	259	44,6	45,0	46,7
	Fachhochschulreife	100	17,2	17,4	64,1
	Abitur	207	35,6	35,9	100,0
	Gesamt	576	99,1	100,0	
Fehlend	nicht beantwortet	5	,9		
Gesamt		581	100,0		

Schulabschluss (GuKKP)

		Häufigkeit	Prozent	Gültige Prozente	Kumulierte Prozente
Gültig	Mittlerer Schulabschluss	18	39,1	40,0	40,0
	Fachhochschulreife	10	21,7	22,2	62,2
	Abitur	17	37,0	37,8	100,0
	Gesamt	45	97,8	100,0	
Fehlend	nicht beantwortet	1	2,2		
Gesamt		46	100,0		

Vorausbildung

		Häufigkeit	Prozent	Gültige Prozente	Kumulierte Prozente
Gültig	ja	127	21,9	21,9	21,9
	nein	454	78,1	78,1	100,0
	Gesamt	581	100,0	100,0	

(A9) Ausbildungsbezogene Merkmale der Teilnehmenden

Art der Ausbildung

		Häufigkeit	Prozent	Gültige Prozente	Kumulierte Prozente
Gültig	Gesundheits- und Krankenpflegeausbildung	511	88,0	88,0	88,0
	Gesundheits- und Kinderkrankenpflegeausbildung	46	7,9	7,9	95,9
	Krankenpflegehilfeausbildung 1-jährig	2	,3	,3	96,2
	Krankenpflegehilfeausbildung 2-jährig	10	1,7	1,7	97,9
	generalistische Pflegeausbildung	12	2,1	2,1	100,0
	Gesamt	581	100,0	100,0	

Studium ja/nein (ohne Pflegehilfe)

		Häufigkeit	Prozent	Gültige Prozente	Kumulierte Prozente
Gültig	ja	52	9,1	9,1	9,1
	nein	517	90,9	90,9	100,0
	Gesamt	569	100,0	100,0	

Ausbildungsbeginn

		Häufigkeit	Prozent	Gültige Prozente	Kumulierte Prozente
Gültig	Herbst 2015	1	,2	,2	,2
	Frühjahr 2016	12	2,1	2,1	2,2
	Herbst 2016	71	12,2	12,2	14,5
	Frühjahr 2017	81	13,9	14,0	28,4
	Herbst 2017	144	24,8	24,8	53,3
	Frühjahr 2018	86	14,8	14,8	68,1
	Herbst 2018	154	26,5	26,6	94,7
	Frühjahr 2019	31	5,3	5,3	100,0
	Gesamt	580	99,8	100,0	
Fehlend	nicht beantwortet	1	,2		
Gesamt		581	100,0		

Praxiseinsatz ja/nein

		Häufigkeit	Prozent	Gültige Prozente	Kumulierte Prozente
Gültig	ja	549	94,5	94,5	94,5
	nein	32	5,5	5,5	100,0
	Gesamt	581	100,0	100,0	

Praxiseinsatz aktuell

	Häufigkeit	Prozent	Gültige Prozente	Kumulierte Prozente
Gültig ja	278	47,8	47,8	47,8
nein	303	52,2	52,2	100,0
Gesamt	581	100,0	100,0	

Ziel

	Häufigkeit	Prozent	Gültige Prozente	Kumulierte Prozente
Gültig danach in einem Pflegeberuf arbeiten	367	63,2	63,2	63,2
danach ein Pflegestudium absolvieren	52	9,0	9,0	72,1
Wartezeit auf einen Studienplatz überbrücken	55	9,5	9,5	81,6
ein anderes Ziel	107	18,4	18,4	100,0
Gesamt	581	100,0	100,0	

Ziel (GuKKP)

	Häufigkeit	Prozent	Gültige Prozente	Kumulierte Prozente
Gültig danach in einem Pflegeberuf arbeiten	31	67,4	67,4	67,4
danach ein Pflegestudium absolvieren	6	13,0	13,0	80,4
Wartezeit auf einen Studienplatz überbrücken	2	4,3	4,3	84,8
ein anderes Ziel	7	15,2	15,2	100,0
Gesamt	46	100,0	100,0	

(A10) Berufsverbleib der Teilnehmenden

Verarbeitete Fälle

	Fälle					
	Gültig		Fehlend		Gesamt	
	N	Prozent	N	Prozent	N	Prozent
verbleib selbst metrisch 2: Ich denke, ich werde bis zu einem Alter von ... Jahren in der Pflege am Bett arbeiten.	558	96,0 %	23	4,0 %	581	100,0 %

Deskriptive Statistik

			Statistik	Standardfehler
verbleib selbst metrisch 2: Ich denke, ich werde bis zu einem Alter von ... Jahren in der Pflege am Bett arbeiten.	Mittelwert		41,55	,607
	95 % Konfidenzintervall des Mittelwerts	Untergrenze	40,36	
		Obergrenze	42,74	
	5 % getrimmtes Mittel		41,28	
	Median		40,00	
	Varianz		205,828	
	Standardabweichung		14,347	
	Minimum		19	
	Maximum		67	
	Spannweite		48	
	Interquartilbereich		25	
	Schiefe		,311	,103
	Kurtosis		-1,171	,206

Tests auf Normalverteilung

	Kolmogorov-Smirnov[a]			Shapiro-Wilk		
	Statistik	df	Signifikanz	Statistik	df	Signifikanz
verbleib selbst metrisch 2: Ich denke, ich werde bis zu einem Alter von ... Jahren in der Pflege am Bett arbeiten.	,150	558	,000	,929	558	,000

a. Signifikanzkorrektur nach Lilliefors

Verarbeitete Fälle

	Fälle					
	Gültig		Fehlend		Gesamt	
	N	Prozent	N	Prozent	N	Prozent
geplanter Berufsverbleib in Jahren	553	95,2 %	28	4,8 %	581	100,0 %

Deskriptive Statistik

			Statistik	Standardfehler
geplanter Berufsverbleib in Jahren	Mittelwert		19,14	,581
	95 % Konfidenzintervall des Mittelwerts	Untergrenze	18,00	
		Obergrenze	20,29	
	5 % getrimmtes Mittel		18,61	
	Median		17,00	
	Varianz		186,457	
	Standardabweichung		13,655	
	Minimum		0	
	Maximum		50	
	Spannweite		50	
	Interquartilbereich		23	
	Schiefe		,487	,104
	Kurtosis		-,926	,207

Tests auf Normalverteilung

	Kolmogorov-Smimov[a]			Shapiro-Wilk		
	Statistik	df	Signifikanz	Statistik	df	Signifikanz
geplanter Berufsverbleib in Jahren	,125	553	,000	,931	553	,000

a. Signifikanzkorrektur nach Lilliefors

BV gruppiert

		Häufigkeit	Prozent	Gültige Prozente	Kumulierte Prozente
Gültig	gar nicht	3	,5	,5	,5
	maximal 5 Jahre	107	18,4	19,3	19,9
	über 5 bis maximal 10 Jahre	98	16,9	17,7	37,6
	über 10 bis maximal 20 Jahre	112	19,3	20,3	57,9
	über 20 bis maximal 30 Jahre	102	17,6	18,4	76,3
	über 30 Jahre	131	22,5	23,7	100,0
	Gesamt	553	95,2	100,0	
Fehlend	System	28	4,8		
Gesamt		581	100,0		

verbleib maximal

		Häufigkeit	Prozent	Gültige Prozente	Kumulierte Prozente
Gültig	gar nicht	8	1,4	1,4	1,4
	maximal 5 Jahre	61	10,5	10,6	12,0
	über 5 bis maximal 10 Jahre	129	22,2	22,4	34,4
	über 10 bis maximal 20 Jahre	194	33,4	33,7	68,1
	über 20 bis maximal 30 Jahre	129	22,2	22,4	90,5
	über 30 Jahre	55	9,5	9,5	100,0
	Gesamt	576	99,1	100,0	
Fehlend	nicht beantwortet	5	,9		
Gesamt		581	100,0		

BV gruppiert (Ziel in Pflege arbeiten)

		Häufigkeit	Prozent	Gültige Prozente	Kumulierte Prozente
Gültig	maximal 5 Jahre	22	6,0	6,3	6,3
	über 5 bis maximal 10 Jahre	46	12,5	13,3	19,6
	über 10 bis maximal 20 Jahre	84	22,9	24,2	43,8
	über 20 bis maximal 30 Jahre	87	23,7	25,1	68,9
	über 30 Jahre	108	29,4	31,1	100,0
	Gesamt	347	94,6	100,0	
Fehlend	System	20	5,4		
Gesamt		367	100,0		

verbleib maximal (Ziel in Pflege arbeiten)

		Häufigkeit	Prozent	Gültige Pro-zente	Kumulierte Pro-zente
Gültig	gar nicht	5	1,4	1,4	1,4
	maximal 5 Jahre	29	7,9	8,0	9,3
	über 5 bis maximal 10 Jahre	71	19,3	19,5	28,8
	über 10 bis maximal 20 Jahre	122	33,2	33,5	62,4
	über 20 bis maximal 30 Jahre	94	25,6	25,8	88,2
	über 30 Jahre	43	11,7	11,8	100,0
	Gesamt	364	99,2	100,0	
Fehlend	nicht beantwortet	3	,8		
Gesamt		367	100,0		

Verarbeitete Fälle

	Fälle					
	Gültig		Fehlend		Gesamt	
	N	Prozent	N	Prozent	N	Prozent
Koeffizient BV geplant / BV maximal	553	95,2 %	28	4,8 %	581	100,0 %

Deskriptive Statistik

			Statistik	Standardfehler
Koeffizient BV geplant / BV maximal	Mittelwert		,44	,013
	95 % Konfidenzintervall des Mittelwerts	Untergrenze	,41	
		Obergrenze	,46	
	5 % getrimmtes Mittel		,43	
	Median		,40	
	Varianz		,094	
	Standardabweichung		,306	
	Minimum		0	
	Maximum		1	
	Spannweite		1	
	Interquartilbereich		1	
	Schiefe		,375	,104
	Kurtosis		-1,138	,207

172 Anhang

Koeffizient BV geplant / BV maximal (nur Extremwerte)

		Häufigkeit	Prozent	Gültige Prozente	Kumulierte Prozente
Gültig	,00	3	,5	,5	,5
	1,00	32	5,5	5,8	100,0
	Gesamt	553	95,2	100,0	
Fehlend	System	28	4,8		
Gesamt		581	100,0		

Tests auf Normalverteilung

	Kolmogorov-Smirnov[a]			Shapiro-Wilk		
	Statistik	df	Signifikanz	Statistik	df	Signifikanz
Koeffizient BV geplant / BV maximal	,122	553	,000	,925	553	,000

a. Signifikanzkorrektur nach Lilliefors

Verarbeitete Fälle (Ziel in Pflege arbeiten)

	Fälle					
	Gültig		Fehlend		Gesamt	
	N	Prozent	N	Prozent	N	Prozent
Koeffizient BV geplant / BV maximal	347	94,6 %	20	5,4 %	367	100,0 %

Deskriptive Statistik (Ziel in Pflege arbeiten)

			Statistik	Standardfehler
Koeffizient BV geplant / BV maximal	Mittelwert		,54	,015
	95 % Konfidenzintervall des Mittelwerts	Untergrenze	,51	
		Obergrenze	,57	
	5 % getrimmtes Mittel		,54	
	Median		,53	
	Varianz		,078	
	Standardabweichung		,280	
	Minimum		0	
	Maximum		1	
	Spannweite		1	
	Interquartilbereich		0	
	Schiefe		,042	,131
	Kurtosis		-1,102	,261

Tests auf Normalverteilung (Ziel in Pflege arbeiten)

	Kolmogorov-Smirnov[a]			Shapiro-Wilk		
	Statistik	df	Signifikanz	Statistik	df	Signifikanz
Koeffizient BV geplant / BV maximal	,078	347	,000	,956	347	,000

a. Signifikanzkorrektur nach Lilliefors

Stellenumfang

		Häufigkeit	Prozent	Gültige Prozente	Kumulierte Prozente
Gültig	gar nicht	45	7,7	7,8	7,8
	unter 25 %	39	6,7	6,8	14,6
	zwischen 25 % und 50 %	67	11,5	11,7	26,3
	zwischen 50 % und 75 %	120	20,7	20,9	47,2
	zwischen 75 % und 100 %	180	31,0	31,4	78,6
	Vollzeit	123	21,2	21,4	100,0
	Gesamt	574	98,8	100,0	
Fehlend	nicht beantwortet	7	1,2		
Gesamt		581	100,0		

Stellenumfang (Ziel in Pflege arbeiten)

		Häufigkeit	Prozent	Gültige Prozente	Kumulierte Prozente
Gültig	gar nicht	6	1,6	1,7	1,7
	unter 25 %	12	3,3	3,3	5,0
	zwischen 25 % und 50 %	31	8,4	8,5	13,5
	zwischen 50 % und 75 %	85	23,2	23,4	36,9
	zwischen 75 % und 100 %	137	37,3	37,7	74,7
	Vollzeit	92	25,1	25,3	100,0
	Gesamt	363	98,9	100,0	
Fehlend	nicht beantwortet	4	1,1		
Gesamt		367	100,0		

Gedanken an Wechsel

		Häufigkeit	Prozent	Gültige Prozente	Kumulierte Prozente
Gültig	nie	132	22,7	33,4	33,4
	mehrmals im Jahr	116	20,0	29,4	62,8
	mehrmals monatlich	62	10,7	15,7	78,5
	mehrmals wöchentlich	53	9,1	13,4	91,9
	täglich	32	5,5	8,1	100,0
	Gesamt	395	68,0	100,0	
Fehlend	nicht beantwortet	1	,2		
	System	185	31,8		
	Gesamt	186	32,0		
Gesamt		581	100,0		

Gedanken an Ausstieg

		Häufigkeit	Prozent	Gültige Prozente	Kumulierte Prozente
Gültig	nie	152	26,2	38,5	38,5
	mehrmals im Jahr	116	20,0	29,4	67,8
	mehrmals monatlich	66	11,4	16,7	84,6
	mehrmals wöchentlich	37	6,4	9,4	93,9
	täglich	24	4,1	6,1	100,0
	Gesamt	395	68,0	100,0	
Fehlend	nicht beantwortet	1	,2		
	System	185	31,8		
	Gesamt	186	32,0		
Gesamt		581	100,0		

Gedanken an Ausstieg (Ziel in Pflege arbeiten)

		Häufigkeit	Prozent	Gültige Prozente	Kumulierte Prozente
Gültig	nie	128	34,9	50,4	50,4
	mehrmals im Jahr	71	19,3	28,0	78,3
	mehrmals monatlich	34	9,3	13,4	91,7
	mehrmals wöchentlich	15	4,1	5,9	97,6
	täglich	6	1,6	2,4	100,0
	Gesamt	254	69,2	100,0	
Fehlend	nicht beantwortet	1	,3		
	System	112	30,5		
	Gesamt	113	30,8		
Gesamt		367	100,0		

Korrelationen

			Wechsel	Ausstieg
Spearman-Rho	Wechsel	Korrelationskoeffizient	1,000	,804**
		Sig. (2-seitig)	.	,000
		N	395	395
	Ausstieg	Korrelationskoeffizient	,804**	1,000
		Sig. (2-seitig)	,000	.
		N	395	395

**. Die Korrelation ist auf dem 0,01 Niveau signifikant (zweiseitig).

(A11) Kohärenzgefühl der Teilnehmenden

Statistiken

		W-SOC Items: nicht bewältig- bar/bewältig- bar	W-SOC Items: sinnlos/sinn- voll	W-SOC Items: chao- tisch/struktu- riert	W-SOC Items: unbeeinfluss- bar/beeinfluss- bar	W-SOC Items: unbedeu- tend/bedeu- tend
N	Gültig	547	547	548	548	548
	Fehlend	34	34	33	33	33
Mittelwert		5,09	5,62	4,01	4,20	5,94
Median		5,00	6,00	4,00	4,00	6,00
Standardabweichung		1,387	1,574	1,474	1,449	1,293
Varianz		1,925	2,478	2,172	2,101	1,671

		W-SOC Items: un- übersichtlich/über- sichtlich	W-SOC Items: nicht steuer- bar/steuerbar	W-SOC Items: nicht loh- nend/lohnens- wert	W-SOC Items: unvorherseh- bar/vorherseh- bar
N	Gültig	547	546	547	546
	Fehlend	34	35	34	35
Mittelwert		4,30	4,27	5,38	3,74
Median		4,00	4,00	6,00	4,00
Standardabweichung		1,438	1,382	1,511	1,545
Varianz		2,067	1,909	2,284	2,387

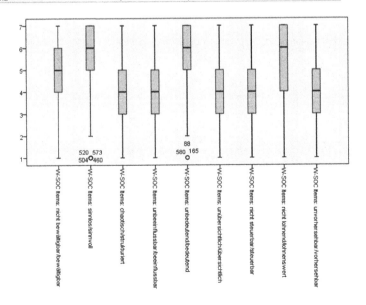

(A12) Moralischer Disstress der Teilnehmenden

Häufigkeit 'wg Personen nicht optimal'

		Häufigkeit	Prozent	Gültige Prozente	Kumulierte Prozente
Gültig	nie	40	6,9	7,4	7,4
	seltener als ein mal pro Monat	93	16,0	17,1	24,4
	ein bis drei mal pro Monat	107	18,4	19,7	44,1
	ein mal pro Woche	80	13,8	14,7	58,8
	mehrmals pro Woche	125	21,5	23,0	81,8
	ein mal pro Schicht	45	7,7	8,3	90,1
	mehrmals pro Schicht	54	9,3	9,9	100,0
	Gesamt	544	93,6	100,0	
Fehlend	nicht beantwortet	5	,9		
	System	32	5,5		
	Gesamt	37	6,4		
Gesamt		581	100,0		

Häufigkeit 'wg Strukturen nicht optimal'

		Häufigkeit	Prozent	Gültige Prozente	Kumulierte Prozente
Gültig	nie	41	7,1	7,6	7,6
	seltener als ein mal pro Monat	67	11,5	12,5	20,1
	ein bis drei mal pro Monat	82	14,1	15,3	35,4
	ein mal pro Woche	79	13,6	14,7	50,1
	mehrmals pro Woche	115	19,8	21,4	71,5
	ein mal pro Schicht	46	7,9	8,6	80,1
	mehrmals pro Schicht	107	18,4	19,9	100,0
	Gesamt	537	92,4	100,0	
Fehlend	nicht beantwortet	12	2,1		
	System	32	5,5		
	Gesamt	44	7,6		
Gesamt		581	100,0		

Häufigkeit 'wg Personen schlecht'

		Häufigkeit	Prozent	Gültige Prozente	Kumulierte Prozente
Gültig	nie	133	22,9	24,8	24,8
	seltener als ein mal pro Monat	109	18,8	20,3	45,1
	ein bis drei mal pro Monat	123	21,2	22,9	68,1
	ein mal pro Woche	64	11,0	11,9	80,0
	mehrmals pro Woche	76	13,1	14,2	94,2
	ein mal pro Schicht	15	2,6	2,8	97,0
	mehrmals pro Schicht	16	2,8	3,0	100,0
	Gesamt	536	92,3	100,0	
Fehlend	nicht beantwortet	13	2,2		
	System	32	5,5		
	Gesamt	45	7,7		
Gesamt		581	100,0		

Häufigkeit 'allein zu viel'

		Häufigkeit	Prozent	Gültige Prozente	Kumulierte Prozente
Gültig	nie	111	19,1	20,6	20,6
	seltener als ein mal pro Monat	128	22,0	23,7	44,3
	ein bis drei mal pro Monat	99	17,0	18,3	62,6
	ein mal pro Woche	61	10,5	11,3	73,9
	mehrmals pro Woche	68	11,7	12,6	86,5
	ein mal pro Schicht	28	4,8	5,2	91,7
	mehrmals pro Schicht	45	7,7	8,3	100,0
	Gesamt	540	92,9	100,0	
Fehlend	nicht beantwortet	9	1,5		
	System	32	5,5		
	Gesamt	41	7,1		
Gesamt		581	100,0		

Häufigkeit 'andere schlecht'

		Häufigkeit	Prozent	Gültige Prozente	Kumulierte Prozente
Gültig	nie	39	6,7	7,2	7,2
	seltener als ein mal pro Monat	102	17,6	18,9	26,1
	ein bis drei mal pro Monat	98	16,9	18,1	44,2
	ein mal pro Woche	88	15,1	16,3	60,4
	mehrmals pro Woche	116	20,0	21,4	81,9
	ein mal pro Schicht	36	6,2	6,7	88,5
	mehrmals pro Schicht	62	10,7	11,5	100,0
	Gesamt	541	93,1	100,0	
Fehlend	nicht beantwortet	8	1,4		
	System	32	5,5		
	Gesamt	40	6,9		
Gesamt		581	100,0		

Häufigkeit 'Dilemma Pat'

		Häufigkeit	Prozent	Gültige Prozente	Kumulierte Prozente
Gültig	nie	166	28,6	31,6	31,6
	seltener als ein mal pro Monat	116	20,0	22,1	53,6
	ein bis drei mal pro Monat	90	15,5	17,1	70,7
	ein mal pro Woche	50	8,6	9,5	80,2
	mehrmals pro Woche	59	10,2	11,2	91,4
	ein mal pro Schicht	21	3,6	4,0	95,4
	mehrmals pro Schicht	24	4,1	4,6	100,0
	Gesamt	526	90,5	100,0	
Fehlend	nicht beantwortet	23	4,0		
	System	32	5,5		
	Gesamt	55	9,5		
Gesamt		581	100,0		

Häufigkeit 'Dilemma selbst'

		Häufigkeit	Prozent	Gültige Prozente	Kumulierte Prozente
Gültig	nie	177	30,5	33,5	33,5
	seltener als ein mal pro Monat	121	20,8	22,9	56,3
	ein bis drei mal pro Monat	77	13,3	14,6	70,9
	ein mal pro Woche	55	9,5	10,4	81,3
	mehrmals pro Woche	51	8,8	9,6	90,9
	ein mal pro Schicht	24	4,1	4,5	95,5
	mehrmals pro Schicht	24	4,1	4,5	100,0
	Gesamt	529	91,0	100,0	
Fehlend	nicht beantwortet	20	3,4		
	System	32	5,5		
	Gesamt	52	9,0		
Gesamt		581	100,0		

Häufigkeit 'fachlich gut'

		Häufigkeit	Prozent	Gültige Prozente	Kumulierte Prozente
Gültig	nie	212	36,5	40,8	40,8
	seltener als ein mal pro Monat	112	19,3	21,6	62,4
	ein bis drei mal pro Monat	76	13,1	14,6	77,1
	ein mal pro Woche	37	6,4	7,1	84,2
	mehrmals pro Woche	40	6,9	7,7	91,9
	ein mal pro Schicht	15	2,6	2,9	94,8
	mehrmals pro Schicht	27	4,6	5,2	100,0
	Gesamt	519	89,3	100,0	
Fehlend	nicht beantwortet	30	5,2		
	System	32	5,5		
	Gesamt	62	10,7		
Gesamt		581	100,0		

Häufigkeit 'unklares Problem'

		Häufigkeit	Prozent	Gültige Prozente	Kumulierte Prozente
Gültig	nie	99	17,0	18,6	18,6
	seltener als ein mal pro Monat	121	20,8	22,7	41,4
	ein bis drei mal pro Monat	80	13,8	15,0	56,4
	ein mal pro Woche	78	13,4	14,7	71,1
	mehrmals pro Woche	77	13,3	14,5	85,5
	ein mal pro Schicht	41	7,1	7,7	93,2
	mehrmals pro Schicht	36	6,2	6,8	100,0
	Gesamt	532	91,6	100,0	
Fehlend	nicht beantwortet	17	2,9		
	System	32	5,5		
	Gesamt	49	8,4		
Gesamt		581	100,0		

Häufigkeit 'unsicher Bestes'

		Häufigkeit	Prozent	Gültige Prozente	Kumulierte Prozente
Gültig	nie	119	20,5	22,5	22,5
	seltener als ein mal pro Monat	171	29,4	32,4	54,9
	ein bis drei mal pro Monat	108	18,6	20,5	75,4
	ein mal pro Woche	49	8,4	9,3	84,7
	mehrmals pro Woche	45	7,7	8,5	93,2
	ein mal pro Schicht	21	3,6	4,0	97,2
	mehrmals pro Schicht	15	2,6	2,8	100,0
	Gesamt	528	90,9	100,0	
Fehlend	nicht beantwortet	21	3,6		
	System	32	5,5		
	Gesamt	53	9,1		
Gesamt		581	100,0		

Statistiken

		Häufigkeit 'wg Personen nicht optimal'	Häufigkeit 'wg Strukturen nicht optimal'	Häufigkeit 'wg Personen schlecht'	Häufigkeit 'allein zu viel'	Häufigkeit 'andere schlecht'
N	Gültig	544	537	536	540	541
	Fehlend	37	44	45	41	40
Median		4,00	4,00	3,00	3,00	4,00
Modus		5	5	1	2	5

		Häufigkeit 'Dilemma Pat'	Häufigkeit 'Dilemma selbst'	Häufigkeit 'fachlich gut'	Häufigkeit 'unklares Problem'	Häufigkeit 'unsicher Bestes'
N	Gültig	526	529	519	532	528
	Fehlend	55	52	62	49	53
Median		2,00	2,00	2,00	3,00	2,00
Modus		1	1	1	2	2

Statistiken

		Belastung 'wg Personen nicht optimal'	Belastung 'wg Strukturen nicht optimal'	Belastung 'wg Personen schlecht'	Belastung 'allein zu viel'	Belastung 'andere schlecht'
N	Gültig	543	542	544	546	544
	Fehlend	38	39	37	35	37
Mittelwert		55,78	60,30	47,96	52,94	64,73
Median		59,00	67,00	53,00	56,00	72,00
Standardabweichung		25,004	27,896	35,016	35,229	29,401
Varianz		625,225	778,175	1226,139	1241,053	864,416

		Belastung 'Dilemma Pat'	Belastung 'Dilemma selbst'	Belastung 'fachlich gut'	Belastung 'unklares Problem'	Belastung 'unsicher Bestes'
N	Gültig	538	540	540	539	539
	Fehlend	43	41	41	42	42
Mittelwert		39,81	37,36	30,86	49,35	41,01
Median		49,00	45,50	23,50	53,00	46,00
Standardabweichung		33,598	33,205	32,882	32,799	31,601
Varianz		1128,827	1102,549	1081,195	1075,784	998,635

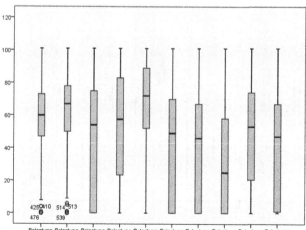

Statistiken (Nur wenn Situation erlebt wurde)

		MD_B_Person ohne Null	MD_B_Struktur ohne Null	MD_B_Pers-Schl ohne Null	MD_B_Allein ohne Null	MD_B_Andere ohne Null
N	Gültig	500	491	396	427	493
	Fehlend	81	90	185	154	88
Mittelwert		60,5820	66,5580	65,8889	67,6956	71,4239
Median		63,0000	70,0000	68,0000	71,0000	73,0000
Standardabweichung		19,69464	21,01132	22,39333	24,21977	21,78976
Varianz		387,879	441,476	501,461	586,597	474,793

		MD_B_Dilemma ohne Null	MD_B_Schutz ohne Null	MD_B_Fachl-Gut ohne Null	MD_B_Unklar ohne Null	MD_B_Unsich Best ohne Null
N	Gültig	360	348	304	427	404
	Fehlend	221	233	277	154	177
Mittelwert		59,4972	57,9684	54,8224	62,2881	54,7203
Median		62,0000	55,0000	53,0000	62,0000	53,0000
Standardabweichung		22,67292	22,67987	24,60623	23,46347	24,11096
Varianz		514,061	514,377	605,467	550,534	581,338

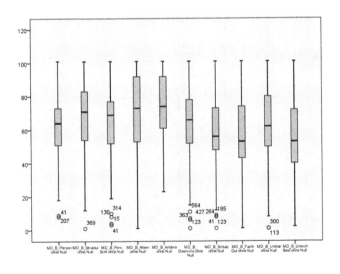

Deskriptive Statistik

	N	Minimum	Maximum	Mittelwert	Standardabweichung
MDT deutsch aktuell	263	1	11	4,76	2,353
Gültige Werte (Listenweise)	263				

Verarbeitete Fälle

	Fälle					
	Gültig		Fehlend		Gesamt	
	N	Prozent	N	Prozent	N	Prozent
MDT deutsch gesamt	534	91,9 %	47	8,1 %	581	100,0 %

Deskriptive Statistik

			Statistik	Standardfehler
MDT deutsch gesamt	Mittelwert		5,74	,101
	95 % Konfidenzintervall des	Untergrenze	5,54	
	Mittelwerts	Obergrenze	5,94	
	5 % getrimmtes Mittel		5,72	
	Median		5,00	
	Varianz		5,486	
	Standardabweichung		2,342	
	Minimum		1	
	Maximum		11	
	Spannweite		10	
	Interquartilbereich		4	
	Schiefe		,147	,106
	Kurtosis		-,604	,211

Tests auf Normalverteilung

	Kolmogorov-Smirnov[a]			Shapiro-Wilk		
	Statistik	df	Signifikanz	Statistik	df	Signifikanz
MDT deutsch gesamt	,128	534	,000	,972	534	,000

a. Signifikanzkorrektur nach Lilliefors

(A13) Zusammenhang Kohärenzgegühl und Berufsverbleib

Verarbeitete Fälle (Ziel in Pflege arbeiten)

	Fälle					
	Gültig		Fehlend		Gesamt	
	N	Prozent	N	Prozent	N	Prozent
Standardized Residual WSOC BV	327	89,1 %	40	10,9 %	367	100,0 %

Tests auf Normalverteilung (Ziel in Pflege arbeiten)

	Kolmogorov-Smimov[a]			Shapiro-Wilk		
	Statistik	df	Signifikanz	Statistik	df	Signifikanz
Standardized Residual WSOC BV	,053	327	,026	,978	327	,000

a. Signifikanzkorrektur nach Lilliefors

Modellzusammenfassung[b] (Ziel in Pflege arbeiten)

Modell	R	R-Quadrat	Korrigiertes R-Quadrat	Standardfehler des Schätzers
1	,307[a]	,094	,091	,264

a. Einflußvariablen : (Konstante), Summenscore W-SOC

b. Abhängige Variable: Koeffizient BV geplant / BV maximal

ANOVA[a] (Ziel in Pflege arbeiten)

Modell		Quadrat-summe	df	Mittel der Quadrate	F	Sig.
1	Regression	2,360	1	2,360	33,769	,000[b]
	Nicht standardisierte Residuen	22,713	325	,070		
	Gesamt	25,074	326			

a. Abhängige Variable: Koeffizient BV geplant / BV maximal

b. Einflußvariablen : (Konstante), Summenscore W-SOC

Koeffizienten[a] (Ziel in Pflege arbeiten)

Modell		Nicht standardisierte Koeffizienten		Standardisierte Koeffizienten		
		Regressions-koeffizientB	Standardfehler	Beta	T	Sig.
1	(Konstante)	,037	,087		,429	,668
	Summenscore W-SOC	,011	,002	,307	5,811	,000

a. Abhängige Variable: Koeffizient BV geplant / BV maximal

Korrelationen (Ziel in Pflege arbeiten)

			Koeffizient BV geplant / BV maximal	Summenscore W-SOC	W-SOC Mittel Verstehbarkeit	W-SOC Mittel Sinnhaftigkeit	W-SOC Mittel Handhabbarkeit
Spearman-Rho	Koeffizient BV geplant / BV maximal	Korrelationskoeffizient	1,000	,302**	,194**	,356**	,153**
		Sig. (2-seitig)	.	,000	,000	,000	,005
		N	347	327	328	328	328

**. Die Korrelation ist auf dem 0,01 Niveau signifikant (zweiseitig).

Korrelationen (Ziel in Pflege arbeiten)

			Ausstieg	Summenscore W-SOC	W-SOC Mittel Verstehbarkeit	W-SOC Mittel Sinnhaftigkeit	W-SOC Mittel Handhabbarkeit
Spearman-Rho	Ausstieg	Korrelationskoeffizient	1,000	-,317**	-,333**	-,242**	-,106
		Sig. (2-seitig)	.	,000	,000	,000	,093
		N	254	251	252	252	252

**. Die Korrelation ist auf dem 0,01 Niveau signifikant (zweiseitig).

Korrelationen

			Ausstieg	Summenscore W-SOC	W-SOC Mittel Verstehbarkeit	W-SOC Mittel Sinnhaftigkeit	W-SOC Mittel Handhabbarkeit
Spearman-Rho	Ausstieg	Korrelationskoeffizient	1,000	-,381**	-,325**	-,302**	-,194**
		Sig. (2-seitig)	.	,000	,000	,000	,000
		N	395	389	390	390	390

**. Die Korrelation ist auf dem 0,01 Niveau signifikant (zweiseitig).

(A14) Zusammenhang Moralischer Disstress und Berufsverbleib

Verarbeitete Fälle (Ziel in Pflege arbeiten)

	Fälle					
	Gültig		Fehlend		Gesamt	
	N	Prozent	N	Prozent	N	Prozent
Standardized Residual MDT_ges BV	327	89,1 %	40	10,9 %	367	100,0 %

Tests auf Normalverteilung (Ziel in Pflege arbeiten)

	Kolmogorov-Smirnov[a]			Shapiro-Wilk		
	Statistik	df	Signifikanz	Statistik	df	Signifikanz
Standardized Residual MDT_ges BV	,064	327	,002	,963	327	,000

a. Signifikanzkorrektur nach Lilliefors

Modellzusammenfassung[b] (Ziel in Pflege arbeiten)

Modell	R	R-Quadrat	Korrigiertes R-Quadrat	Standardfehler des Schätzers
1	,077[a]	,006	,003	,277

a. Einflußvariablen : (Konstante), MDT deutsch gesamt

b. Abhängige Variable: Koeffizient BV geplant / BV maximal

ANOVA[a] (Ziel in Pflege arbeiten)

Modell		Quadrat-summe	df	Mittel der Quadrate	F	Sig.
1	Regression	,147	1	,147	1,919	,167[b]
	Nicht standardisierte Residuen	24,899	325	,077		
	Gesamt	25,046	326			

a. Abhängige Variable: Koeffizient BV geplant / BV maximal

b. Einflußvariablen : (Konstante), MDT deutsch gesamt

Koeffizienten[a] (Ziel in Pflege arbeiten)

Modell		Nicht standardisierte Koeffizienten		Standardisierte Koeffizienten		
		Regressions-koeffizientB	Standardfehler	Beta	T	Sig.
1	(Konstante)	,584	,040		14,583	,000
	MDT deutsch gesamt	-,009	,007	-,077	-1,385	,167

a. Abhängige Variable: Koeffizient BV geplant / BV maximal

Korrelationen (Ziel in Pflege arbeiten)

			Koeffizient BV geplant / BV maximal	MDT deutsch gesamt	Summenscore MD	MD Mittel Constraint	MD Mittel Dilemma	MD Mittel Uncertainty
Spearman-Rho	Koeffizient BV geplant / BV maximal	Korrelationskoeffizient	1,000	-,074	-,082	-,072	-,042	-,099
		Sig. (2-seitig)	.	,182	,146	,197	,464	,077
		N	347	327	317	322	313	324

Korrelationen (Ziel in Pflege arbeiten)

			Ausstieg	MDT deutsch gesamt	Summenscore MD	MD Mittel Constraint	MD Mittel Dilemma	MD Mittel Uncertainty
Spearman-Rho	Ausstieg	Korrelationskoeffizient	1,000	,279**	,158*	,160*	,126	,140*
		Sig. (2-seitig)	.	,000	,014	,012	,053	,028
		N	254	250	242	247	238	249

**. Die Korrelation ist auf dem 0,01 Niveau signifikant (zweiseitig).
*. Die Korrelation ist auf dem 0,05 Niveau signifikant (zweiseitig).

Korrelationen

			Ausstieg	MDT deutsch gesamt	Summenscore MD	MD Mittel Constraint	MD Mittel Dilemma	MD Mittel Uncertainty
Spearman-Rho	Ausstieg	Korrelationskoeffizient	1,000	,348**	,231**	,244**	,162**	,151**
		Sig. (2-seitig)	.	,000	,000	,000	,002	,003
		N	395	386	375	384	370	384

**. Die Korrelation ist auf dem 0,01 Niveau signifikant (zweiseitig).

(A15) Zusammenhang Moralischer Disstress und Kohärenzgefühl

Verarbeitete Fälle

	Fälle					
	Gültig		Fehlend		Gesamt	
	N	Prozent	N	Prozent	N	Prozent
Standardized Residual MDT_ges WSOC	532	91,6%	49	8,4%	581	100,0%

Tests auf Normalverteilung

	Kolmogorov-Smimov[a]			Shapiro-Wilk		
	Statistik	df	Signifikanz	Statistik	df	Signifikanz
Standardized Residual MDT_ges WSOC	,027	532	,200*	,996	532	,205

*. Dies ist eine untere Grenze der echten Signifikanz.

a. Signifikanzkorrektur nach Lilliefors

Streudiagramm

Abhängige Variable: Summenscore W-SOC

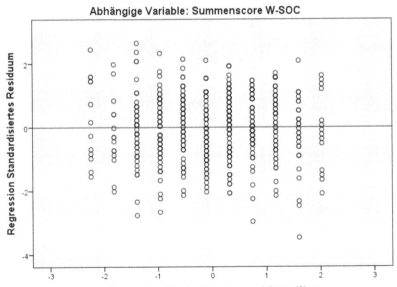

Modellzusammenfassung[b]

Modell	R	R-Quadrat	Korrigiertes R-Quadrat	Standardfehler des Schätzers
1	,392[a]	,154	,152	7,013

a. Einflußvariablen : (Konstante), MDT deutsch gesamt

b. Abhängige Variable: Summenscore W-SOC

ANOVA[a]

Modell		Quadrat- summe	df	Mittel der Quadrate	F	Sig.
1	Regression	4743,535	1	4743,535	96,450	,000[b]
	Nicht standardisierte Residuen	26066,150	530	49,181		
	Gesamt	30809,684	531			

a. Abhängige Variable: Summenscore W-SOC

b. Einflußvariablen : (Konstante), MDT deutsch gesamt

Koeffizienten[a]

Modell		Nicht standardisierte Koeffizienten RegressionskoeffizientB	Standardfehler	Standardisierte Koeffizienten Beta	T	Sig.
1	(Konstante)	49,913	,806		61,903	,000
	MDT deutsch gesamt	-1,275	,130	-,392	-9,821	,000

a. Abhängige Variable: Summenscore W-SOC

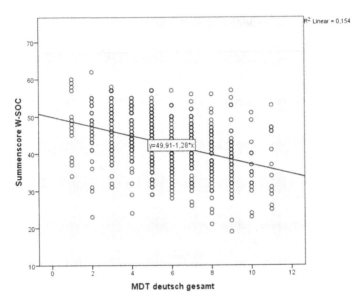

Verarbeitete Fälle

	Fälle					
	Gültig		Fehlend		Gesamt	
	N	Prozent	N	Prozent	N	Prozent
Standardized Residual MDPS WSOC	522	89,8%	59	10,2%	581	100,0%

Tests auf Normalverteilung

	Kolmogorov-Smirnov[a]			Shapiro-Wilk		
	Statistik	df	Signifikanz	Statistik	df	Signifikanz
Standardized Residual MDPS WSOC	,027	522	,200*	,996	522	,171

*. Dies ist eine untere Grenze der echten Signifikanz.

a. Signifikanzkorrektur nach Lilliefors

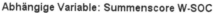

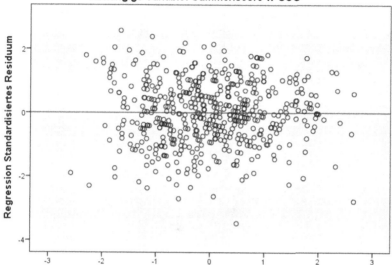

Streudiagramm

Abhängige Variable: Summenscore W-SOC

Regression Standardisiertes Residuum

Regression Standardisierter geschätzter Wert

Modellzusammenfassung[b]

Modell	R	R-Quadrat	Korrigiertes R-Quadrat	Standardfehler des Schätzers
1	,313[a]	,098	,096	7,118

a. Einflußvariablen : (Konstante), Summenscore MD

b. Abhängige Variable: Summenscore W-SOC

ANOVA[a]

Modell		Quadrat-summe	df	Mittel der Quadrate	F	Sig.
1	Regression	2851,234	1	2851,234	56,278	,000[b]
	Nicht standardisierte Residuen	26345,052	520	50,664		
	Gesamt	29196,285	521			

a. Abhängige Variable: Summenscore W-SOC

b. Einflußvariablen : (Konstante), Summenscore MD

Koeffizienten[a]

Modell		Nicht standardisierte Koeffizienten Regressions-koeffizientB	Standardfehler	Standardisierte Koeffizienten Beta	T	Sig.
1	(Konstante)	48,773	,884		55,161	,000
	Summenscore MD	-,013	,002	-,313	-7,502	,000

a. Abhängige Variable: Summenscore W-SOC

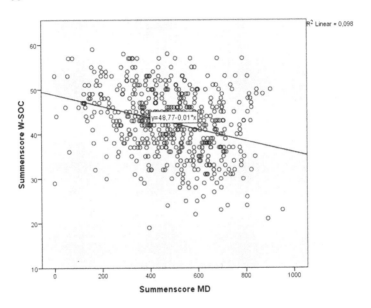

Korrelationen

			Summenscore W-SOC	MD Mittel Constraint	MD Mittel Dilemma	MD Mittel Uncertainty
Spearman-Rho	Summenscore W-SOC	Korrelationskoeffizient	1,000	-,269**	-,212**	-,228**
		Sig. (2-seitig)	.	,000	,000	,000
		N	545	535	530	533

**. Die Korrelation ist auf dem 0,01 Niveau signifikant (zweiseitig).

Korrelationen

		MDT deutsch gesamt	W-SOC Summenscore MD	W-SOC Mittel Verstehbarkeit	W-SOC Mittel Sinnhaftigkeit	W-SOC Mittel Handhabbarkeit

Spe-arman-Rho	MDT deutsch gesamt	Korrelationskoeffizient	1,000	,480**	-,395**	-,182**	-,249**
		Sig. (2-seitig)	.	,000	,000	,000	,000
		N	534	514	533	533	533
	Summenscore MD	Korrelationskoeffizient	,480**	1,000	-,322**	-,114**	-,218**
		Sig. (2-seitig)	,000	.	,000	,009	,000
		N	514	524	523	523	523

**. Die Korrelation ist auf dem 0,01 Niveau signifikant (zweiseitig).

Korrelationen

			W-SOC Mittel Verstehbarkeit	W-SOC Mittel Sinnhaftigkeit	W-SOC Mittel Handhabbarkeit	MD Mittel Constraint	MD Mittel Dilemma	MD Mittel Uncertainty
Spe-arman-Rho	W-SOC Mittel Verstehbarkeit	Korrelationskoeffizient	1,000	,229**	,531**	-,285**	-,205**	-,257**
		Sig. (2-seitig)	.	,000	,000	,000	,000	,000
		N	546	545	546	536	531	534
	W-SOC Mittel Sinnhaftigkeit	Korrelationskoeffizient	,229**	1,000	,202**	-,091*	-,119**	-,057
		Sig. (2-seitig)	,000	.	,000	,035	,006	,188
		N	545	546	545	536	531	534
	W-SOC Mittel Handhabbarkeit	Korrelationskoeffizient	,531**	,202**	1,000	-,196**	-,130**	-,179**
		Sig. (2-seitig)	,000	,000	.	,000	,003	,000
		N	546	545	546	536	531	534

**. Die Korrelation ist auf dem 0,01 Niveau signifikant (zweiseitig).

*. Die Korrelation ist auf dem 0,05 Niveau signifikant (zweiseitig).

(A16) Zusammenhang Berufsverbleib und soziodemografische Merkmale

Koeffizient BV geplant / BV maximal Ausstieg verbleib max Wechsel Stellenumfang * Geschlecht

Geschlecht		Koeffizient BV geplant / BV maximal	Ausstieg	verbleib max	Wechsel	Stellenumfang
weiblich	N	474	337	488	337	487
	Mittelwert	,45	2,23	3,94	2,39	4,26
	Median	,42	2,00	4,00	2,00	5,00
männlich	N	77	55	82	55	82
	Mittelwert	,37	1,76	3,91	2,04	4,23
	Median	,21	2,00	4,00	2,00	5,00
divers	N	2	1	2	1	2
	Mittelwert	,35	1,00	4,50	2,00	3,50
	Median	,35	1,00	4,50	2,00	3,50
Insgesamt	N	553	393	572	393	571
	Mittelwert	,44	2,16	3,94	2,34	4,26
	Median	,40	2,00	4,00	2,00	5,00

Koeffizient BV geplant / BV maximal Ausstieg verbleib max Wechsel Stellenumfang * Alter gruppiert

Alter gruppiert		Koeffizient BV geplant / BV maximal	Ausstieg	verbleib max	Wechsel	Stellenumfang
≤ 20 Jahre	N	248	147	253	147	253
	Mittelwert	,45	2,31	3,97	2,59	4,20
	Median	,44	2,00	4,00	2,00	5,00
> 20 Jahre ≤ 25 Jahre	N	238	190	244	190	243
	Mittelwert	,38	2,24	3,82	2,36	4,25
	Median	,27	2,00	4,00	2,00	5,00
> 25 Jahre ≤ 30 Jahre	N	30	24	31	24	31
	Mittelwert	,50	1,79	3,97	2,00	4,13
	Median	,50	2,00	4,00	2,00	4,00
> 30 Jahre	N	37	30	40	30	40
	Mittelwert	,68	1,23	4,38	1,33	4,80
	Median	,71	1,00	4,00	1,00	5,00
Insgesamt	N	553	391	568	391	567
	Mittelwert	,44	2,16	3,93	2,34	4,26
	Median	,40	2,00	4,00	2,00	5,00

Koeffizient BV geplant / BV maximal Ausstieg verbleib max Wechsel Stellenumfang * Schulabschluss

Schulabschluss		Koeffizient BV geplant / BV maximal	Ausstieg	verbleib max	Wechsel	Stellenumfang
Hauptschulabschluss	N	8	6	10	6	10
	Mittelwert	,46	2,00	3,60	2,33	4,60
	Median	,34	1,00	3,50	2,00	4,50
Mittlerer Schulabschluss	N	249	181	256	181	256
	Mittelwert	,51	2,08	4,04	2,25	4,48
	Median	,50	2,00	4,00	2,00	5,00
Fachhochschulreife	N	96	69	100	69	100
	Mittelwert	,44	2,19	3,91	2,29	4,29
	Median	,40	2,00	4,00	2,00	5,00
Abitur	N	199	137	205	137	204
	Mittelwert	,34	2,25	3,84	2,48	3,95
	Median	,21	2,00	4,00	2,00	4,00
Insgesamt	N	552	393	571	393	570
	Mittelwert	,44	2,16	3,94	2,34	4,26
	Median	,40	2,00	4,00	2,00	5,00

Koeffizient BV geplant / BV maximal Ausstieg verbleib max Wechsel Stellenumfang * Vorausbildung

Vorausbildung		Koeffizient BV geplant / BV maximal	Ausstieg	verbleib max	Wechsel	Stellenumfang
ja	N	119	93	127	93	126
	Mittelwert	,54	1,80	3,99	1,89	4,51
	Median	,56	1,00	4,00	1,00	5,00
nein	N	434	302	449	302	448
	Mittelwert	,41	2,26	3,92	2,47	4,18
	Median	,36	2,00	4,00	2,00	5,00
Insgesamt	N	553	395	576	395	574
	Mittelwert	,44	2,15	3,94	2,33	4,25
	Median	,40	2,00	4,00	2,00	5,00

Korrelationen

			Koeffizient BV geplant / BV maximal	Alter: ... Jahre
Spearman-Rho	Koeffizient BV geplant / BV maximal	Korrelationskoeffizient	1,000	,026
		Sig. (2-seitig)	.	,538
		N	553	553
	Alter: ... Jahre	Korrelationskoeffizient	,026	1,000
		Sig. (2-seitig)	,538	.
		N	553	573

Gruppenstatistiken

	Geschlecht	N	Mittelwert	Standardabweichung	Standardfehler des Mittelwertes
Koeffizient BV geplant / BV maximal	weiblich	474	,45	,305	,014
	männlich	77	,37	,313	,036

Test bei unabhängigen Stichproben

		Levene-Test der Varianzgleichheit		T-Test für die Mittelwertgleichheit					95% Konfidenzintervall der Differenz	
		F	Signifikanz	T	df	Sig. (2-seitig)	Mittlere Differenz	Standardfehler der Differenz	Untere	Obere
Koeffizient BV geplant / BV maximal	Varianzen sind gleich	,218	,641	1,900	549	,058	,071	,038	-,002	,145
	Varianzen sind nicht gleich			1,865	100,867	,065	,071	,038	-,005	,147

Gruppenstatistiken

	Schulabschluss	N	Mittelwert	Standardabweichung	Standardfehler des Mittelwertes
Koeffizient BV geplant / BV maximal	>= 3	295	,37	,302	,018
	< 3	257	,51	,294	,018

Test bei unabhängigen Stichproben

		Levene-Test der Varianzgleichheit		T-Test für die Mittelwertgleichheit					95% Konfidenzintervall der Differenz	
		F	Signifikanz	T	df	Sig. (2-seitig)	Mittlere Differenz	Standardfehler der Differenz	Untere	Obere
Koeffizient BV geplant / BV maximal	Varianzen sind gleich	,396	,530	-5,635	550	,000	-,144	,025	-,194	-,093
	Varianzen sind nicht gleich			-5,646	543,503	,000	-,144	,025	-,193	-,094

Gruppenstatistiken

	Vorausbildung	N	Mittelwert	Standardabweichung	Standardfehler des Mittelwertes
Koeffizient BV geplant / BV maximal	ja	119	,54	,307	,028
	nein	434	,41	,300	,014

Test bei unabhängigen Stichproben

		Levene-Test der Varianzgleichheit		T-Test für die Mittelwertgleichheit					95% Konfidenzintervall der Differenz	
		F	Signifikanz	T	df	Sig. (2-seitig)	Mittlere Differenz	Standardfehler der Differenz	Untere	Obere
Koeffizient BV geplant / BV maximal	Varianzen sind gleich	,450	,502	4,239	551	,000	,132	,031	,071	,194
	Varianzen sind nicht gleich			4,189	184,738	,000	,132	,032	,070	,195

(A17) Zusammenhang Kohärenzgefühl und soziodemografische Merkmale

Summenscore W-SOC MDT deutsch gesamt Summenscore MD * Geschlecht

Geschlecht		Summenscore W-SOC	MDT deutsch gesamt	Summenscore MD
weiblich	N	463	455	445
	Mittelwert	42,56	5,89	490,31
	Median	43,00	6,00	499,00
männlich	N	77	74	75
	Mittelwert	43,18	4,97	443,87
	Median	44,00	4,50	413,00
divers	N	2	2	2
	Mittelwert	36,00	6,50	375,50
	Median	36,00	6,50	375,50
Insgesamt	N	542	531	522
	Mittelwert	42,62	5,76	483,20
	Median	43,00	5,00	486,50

Summenscore W-SOC MDT deutsch gesamt Summenscore MD * Alter gruppiert

Alter gruppiert		Summenscore W-SOC	MDT deutsch gesamt	Summenscore MD
≤ 20 Jahre	N	238	233	226
	Mittelwert	42,37	5,86	501,40
	Median	43,00	6,00	508,00
> 20 Jahre ≤ 25 Jahre	N	235	231	230
	Mittelwert	42,42	5,87	477,13
	Median	43,00	6,00	486,50
> 25 Jahre ≤ 30 Jahre	N	28	27	28
	Mittelwert	43,50	5,30	464,18
	Median	44,00	6,00	410,00
> 30 Jahre	N	37	37	35
	Mittelwert	44,78	4,76	417,86
	Median	44,00	5,00	407,00
Insgesamt	N	538	528	519
	Mittelwert	42,62	5,76	483,00
	Median	43,00	5,50	488,00

Summenscore W-SOC MDT deutsch gesamt Summenscore MD * Schulabschluss

Schulabschluss		Summenscore W-SOC	MDT deutsch gesamt	Summenscore MD
Hauptschulabschluss	N	8	8	8
	Mittelwert	41,25	6,38	442,00
	Median	43,00	7,00	473,00
Mittlerer Schulabschluss	N	242	234	228
	Mittelwert	43,02	5,72	468,73
	Median	43,00	5,00	469,50
Fachhochschulreife	N	98	96	96
	Mittelwert	42,47	5,86	502,31
	Median	44,00	5,00	515,50
Abitur	N	193	192	189
	Mittelwert	42,22	5,75	494,32
	Median	42,00	6,00	489,00
Insgesamt	N	541	530	521
	Mittelwert	42,61	5,77	483,79
	Median	43,00	5,50	488,00

Summenscore W-SOC MDT deutsch gesamt Summenscore MD * Vorausbildung

Vorausbildung		Summenscore W-SOC	MDT deutsch gesamt	Summenscore MD
ja	N	119	117	114
	Mittelwert	43,90	5,39	453,12
	Median	44,00	5,00	454,00
nein	N	426	417	410
	Mittelwert	42,22	5,84	491,10
	Median	43,00	6,00	499,50
Insgesamt	N	545	534	524
	Mittelwert	42,59	5,74	482,84
	Median	43,00	5,00	486,50

Korrelationen

			Summenscore W-SOC	Alter: ... Jahre
Spearman-Rho	Summenscore W-SOC	Korrelationskoeffizient	1,000	,018
		Sig. (2-seitig)	.	,682
		N	545	538
	Alter: ... Jahre	Korrelationskoeffizient	,018	1,000
		Sig. (2-seitig)	,682	.
		N	538	573

Gruppenstatistiken

Summenscore W-SOC	Geschlecht	N	Mittelwert	Standardabweichung	Standardfehler des Mittelwertes
	weiblich	463	42,56	7,653	,356
	männlich	77	43,18	7,001	,798

Test bei unabhängigen Stichproben

	Levene-Test der Varianzgleichheit		T-Test für die Mittelwertgleichheit					95% Konfidenzintervall der Differenz	
	F	Signifikanz	T	df	Sig. (2-seitig)	Mittlere Differenz	Standardfehler der Differenz	Untere	Obere
Summenscore W-SOC — Varianzen sind gleich	2,044	,153	-,669	538	,504	-,622	,931	-2,451	1,206
Varianzen sind nicht gleich			-,713	108,496	,478	-,622	,874	-2,354	1,109

Gruppenstatistiken

	Schulabschluss	N	Mittelwert	Standardabweichung	Standardfehler des Mittelwertes
Summenscore W-SOC	>= 3	291	42,31	7,410	,434
	< 3	250	42,96	7,740	,490

Test bei unabhängigen Stichproben

		Levene-Test der Varianzgleichheit		T-Test für die Mittelwertgleichheit					95% Konfidenzintervall der Differenz	
		F	Signifikanz	T	df	Sig. (2-seitig)	Mittlere Differenz	Standardfehler der Differenz	Untere	Obere
Summenscore W-SOC	Varianzen sind gleich	,358	,550	-1,003	539	,316	-,654	,652	-1,935	,627
	Varianzen sind nicht gleich			-1,000	519,130	,318	-,654	,654	-1,940	,632

Gruppenstatistiken

Schulabschluss		N	Mittelwert	Standardabweichung	Standardfehler des Mittelwertes
Summenscore W-SOC	>= 3	291	42,31	7,410	,434
	< 3	250	42,96	7,740	,490

Test bei unabhängigen Stichproben

		Levene-Test der Varianzgleichheit		T-Test für die Mittelwertgleichheit					95% Konfidenzintervall der Differenz	
		F	Signifikanz	T	df	Sig. (2-seitig)	Mittlere Differenz	Standardfehler der Differenz	Untere	Obere
Summenscore W-SOC	Varianzen sind gleich	,358	,550	-1,003	539	,316	-,654	,652	-1,935	,627
	Varianzen sind nicht gleich			-1,000	519,130	,318	-,654	,654	-1,940	,632

Gruppenstatistiken

Vorausbildung	N	Mittelwert	Standardabweichung	Standardfehler des Mittelwertes
Summenscore W-SOC				
ja	119	43,90	7,554	,692
nein	426	42,22	7,530	,365

Test bei unabhängigen Stichproben

	Levene-Test der Varianzgleichheit		T-Test für die Mittelwertgleichheit					95% Konfidenzintervall der Differenz	
	F	Signifikanz	T	df	Sig. (2-seitig)	Mittlere Differenz	Standardfehler der Differenz	Untere	Obere
Summenscore W-SOC									
Varianzen sind gleich	,113	,737	2,145	543	,032	1,676	,781	,141	3,211
Varianzen sind nicht gleich			2,142	188,577	,034	1,676	,783	,132	3,220

(A18) Zusammenhang Moralischer Disstress und soziode-mografische Merkmale

Hinweis: Mittelwerttabellen in Anhang A17

Korrelationen

			Alter: ... Jahre	MDT deutsch gesamt	Summen-score MD
Spearman-Rho	Alter: ... Jahre	Korrelationskoeffizient	1,000	-,076	-,073
		Sig. (2-seitig)	.	,080	,095
		N	573	528	519
	MDT deutsch gesamt	Korrelationskoeffizient	-,076	1,000	,480**
		Sig. (2-seitig)	,080	.	,000
		N	528	534	514
	Summenscore MD	Korrelationskoeffizient	-,073	,480**	1,000
		Sig. (2-seitig)	,095	,000	.
		N	519	514	524

**. Die Korrelation ist auf dem 0,01 Niveau signifikant (zweiseitig).

Gruppenstatistiken

	Geschlecht	N	Mittelwert	Standardabweichung	Standardfehler des Mittelwertes
MDT deutsch gesamt	weiblich	455	5,89	2,278	,107
	männlich	74	4,97	2,532	,294
Summenscore MD	weiblich	445	490,31	178,310	8,453
	männlich	75	443,87	199,116	22,992

Test bei unabhängigen Stichproben

		Levene-Test der Varianzgleichheit		T-Test für die Mittelwertgleichheit					95% Konfidenzintervall der Differenz	
		F	Signifikanz	T	df	Sig. (2-seitig)	Mittlere Differenz	Standardfehler der Differenz	Untere	Obere
MDT deutsch gesamt	Varianzen sind gleich	1,638	,201	3,154	527	,002	,915	,290	,345	1,485
	Varianzen sind nicht gleich			2,922	93,222	,004	,915	,313	,293	1,537
Summenscore MD	Varianzen sind gleich	2,113	,147	2,051	518	,041	46,448	22,646	1,958	90,938
	Varianzen sind nicht gleich			1,896	95,066	,061	46,448	24,496	-2,183	95,079

Gruppenstatistiken

	Schulabschluss	N	Mittelwert	Standardabweichung	Standardfehler des Mittelwertes
MDT deutsch gesamt	>= 3	288	5,79	2,283	,135
	< 3	242	5,74	2,392	,154
Summenscore MD	>= 3	285	497,01	171,965	10,186
	< 3	236	467,83	191,403	12,459

Test bei unabhängigen Stichproben

		Levene-Test der Varianzgleichheit		T-Test für die Mittelwertgleichheit					95% Konfidenzintervall der Differenz	
		F	Signifikanz	T	df	Sig. (2-seitig)	Mittlere Differenz	Standardfehler der Differenz	Untere	Obere
MDT deutsch gesamt	Varianzen sind gleich	1,500	,221	,238	528	,812	,049	,203	-,351	,448
	Varianzen sind nicht gleich			,238	503,490	,812	,049	,204	-,353	,450
Summenscore MD	Varianzen sind gleich	3,787	,052	1,832	519	,068	29,188	15,932	-2,112	60,488
	Varianzen sind nicht gleich			1,814	477,587	,070	29,188	16,093	-2,435	60,810

Gruppenstatistiken

	Vorausbildung	N	Mittelwert	Standardabwei-chung	Standardfehler des Mittelwertes
MDT deutsch gesamt	ja	117	5,39	2,297	,212
	nein	417	5,84	2,348	,115
Summenscore MD	ja	114	453,12	187,781	17,587
	nein	410	491,10	179,348	8,857

Test bei unabhängigen Stichproben

		Levene-Test der Varianz-gleichheit		T-Test für die Mittelwertgleichheit					95% Konfidenzintervall der Differenz	
		F	Signifikanz	T	df	Sig. (2-sei-tig)	Mittlere Dif-ferenz	Standardfeh-ler der Diffe-renz	Untere	Obere
MDT deutsch ge-samt	Varianzen sind gleich	,112	,738	-1,835	532	,067	-,449	,244	-,929	,032
	Varianzen sind nicht gleich			-1,858	189,465	,065	-,449	,241	-,925	,028
Summenscore MD	Varianzen sind gleich	1,275	,259	-1,979	522	,048	-37,980	19,187	-75,672	-,287
	Varianzen sind nicht gleich			-1,929	174,490	,055	-37,980	19,692	-76,844	,885

(A19) Zusammenhang Berufsverbleib und ausbildungsbezogene Merkmale

Koeffizient BV geplant / BV maximal Ausstieg Wechsel verbleib max Stellenumfang * Praxiseinsatz ja/nein

Praxiseinsatz ja/nein		Koeffizient BV geplant / BV maximal	Ausstieg	Wechsel	verbleib max	Stellenumfang
ja	N	523	392	392	544	542
	Mittelwert	,43	2,15	2,33	3,93	4,25
	Median	,40	2,00	2,00	4,00	5,00
nein	N	30	3	3	32	32
	Mittelwert	,57	2,67	2,33	4,06	4,34
	Median	,55	3,00	2,00	4,00	5,00
Insgesamt	N	553	395	395	576	574
	Mittelwert	,44	2,15	2,33	3,94	4,25
	Median	,40	2,00	2,00	4,00	5,00

Koeffizient BV geplant / BV maximal Ausstieg Wechsel verbleib max Stellenumfang * Studium ja/nein

Studium ja/nein		Koeffizient BV geplant / BV maximal	Ausstieg	Wechsel	verbleib max	Stellenumfang
ja	N	49	28	28	52	52
	Mittelwert	,35	2,07	2,04	4,04	3,90
	Median	,27	2,00	2,00	4,00	4,00
nein	N	504	367	367	524	522
	Mittelwert	,44	2,16	2,36	3,93	4,29
	Median	,43	2,00	2,00	4,00	5,00
Insgesamt	N	553	395	395	576	574
	Mittelwert	,44	2,15	2,33	3,94	4,25
	Median	,40	2,00	2,00	4,00	5,00

Koeffizient BV geplant / BV maximal Ausstieg Wechsel verbleib max Stellenumfang * Praxiseinsatz aktuell

Praxiseinsatz aktuell		Koeffizient BV geplant / BV maximal	Ausstieg	Wechsel	verbleib max	Stellenumfang
ja	N	269	196	196	276	277
	Mittelwert	,46	2,13	2,30	4,04	4,27
	Median	,44	2,00	2,00	4,00	5,00
nein	N	284	199	199	300	297
	Mittelwert	,42	2,17	2,37	3,84	4,24
	Median	,38	2,00	2,00	4,00	5,00
Insgesamt	N	553	395	395	576	574

Mittelwert	,44	2,15	2,33	3,94	4,25
Median	,40	2,00	2,00	4,00	5,00

Koeffizient BV geplant / BV maximal Ausstieg Wechsel verbleib max Stellenumfang * Art der Ausbildung

Art der Ausbildung		Koeffizient BV geplant / BV maximal	Ausstieg	Wechsel	verbleib max	Stellenumfang
Gesundheits- und Kran-	N	490	342	342	506	505
kenpflege-ausbildung	Mittelwert	,43	2,14	2,33	3,99	4,25
	Median	,40	2,00	2,00	4,00	5,00
Gesundheits- und Kin-	N	43	33	33	46	45
derkranken-pflegeausbil-	Mittelwert	,46	2,33	2,33	3,87	4,42
dung	Median	,40	2,00	2,00	4,00	5,00
Krankenpflegehilfe-aus-	N	1			2	2
bildung 1-jährig	Mittelwert	,95			4,50	5,00
	Median	,95			4,50	5,00
Krankenpflegehilfe-aus-	N	9	10	10	10	10
bildung 2-jährig	Mittelwert	,48	2,30	2,70	2,80	3,60
	Median	,43	2,00	2,50	3,00	4,00
generalistische Pflege-	N	10	10	10	12	12
ausbildung	Mittelwert	,40	1,70	2,10	3,00	4,25
	Median	,37	2,00	2,00	3,00	5,00
Insgesamt	N	553	395	395	576	574
	Mittelwert	,44	2,15	2,33	3,94	4,25
	Median	,40	2,00	2,00	4,00	5,00

Koeffizient BV geplant / BV maximal Ausstieg Wechsel verbleib max Stellenumfang * Ausbildungsbeginn

Ausbildungsbeginn		Koeffizient BV geplant / BV maximal	Ausstieg	Wechsel	verbleib max	Stellenumfang
Herbst 2015	N	1	1	1	1	1
	Mittelwert	,18	2,00	2,00	3,00	5,00
	Median	,18	2,00	2,00	3,00	5,00
Frühjahr 2016	N	12	12	12	12	12
	Mittelwert	,64	1,33	1,50	4,17	5,00
	Median	,71	1,00	1,50	4,00	5,00
Herbst 2016	N	69	70	70	70	68
	Mittelwert	,40	2,33	2,61	3,93	4,26
	Median	,32	2,00	2,00	4,00	5,00
Frühjahr 2017	N	77	81	81	80	80
	Mittelwert	,45	2,16	2,27	3,63	4,24
	Median	,43	2,00	2,00	4,00	5,00
Herbst 2017	N	140	144	144	142	143
	Mittelwert	,41	2,19	2,40	3,80	4,04
	Median	,40	2,00	2,00	4,00	4,00
Frühjahr 2018	N	83	86	86	86	86
	Mittelwert	,44	2,06	2,19	4,15	4,42
	Median	,40	2,00	2,00	4,00	5,00
Herbst 2018	N	142			153	152
	Mittelwert	,43			4,08	4,25
	Median	,42			4,00	4,50
Frühjahr 2019	N	29			31	31
	Mittelwert	,56			4,13	4,61

	Median	,53			4,00	5,00
Insgesamt	N	553	394	394	575	573
	Mittelwert	,44	2,15	2,34	3,94	4,26
	Median	,40	2,00	2,00	4,00	5,00

Koeffizient BV geplant / BV maximal Ausstieg Wechsel verbleib max Stellenumfang * Ziel

Ziel		Koeffizient BV geplant / BV maximal	Ausstieg	Wechsel	verbleib max	Stellen-umfang
danach in einem Pflegeberuf arbeiten	N	347	254	254	364	363
	Mittelwert	,54	1,82	1,91	4,10	4,68
	Median	,53	1,00	2,00	4,00	5,00
danach ein Pflegestudium absolvieren	N	51	28	28	52	52
	Mittelwert	,34	2,11	2,50	3,79	3,71
	Median	,25	2,00	2,00	4,00	4,00
Wartezeit auf einen Studienplatz überbrücken	N	53	36	36	54	54
	Mittelwert	,17	2,78	2,92	3,74	3,31
	Median	,11	3,00	3,00	4,00	3,00
ein anderes Ziel	N	102	77	77	106	105
	Mittelwert	,26	2,97	3,39	3,56	3,52
	Median	,14	3,00	4,00	4,00	4,00
Insgesamt	N	553	395	395	576	574
	Mittelwert	,44	2,15	2,33	3,94	4,25
	Median	,40	2,00	2,00	4,00	5,00

Korrelationen

			Ausbildungsbeginn	Koeffizient BV geplant / BV maximal
Spearman-Rho	Ausbildungsbeginn	Korrelationskoeffizient	1,000	,036
		Sig. (2-seitig)	.	,396
		N	580	553
	Koeffizient BV geplant / BV maximal	Korrelationskoeffizient	,036	1,000
		Sig. (2-seitig)	,396	.
		N	553	553

Gruppenstatistiken

Praxiseinsatz ja/nein		N	Mittelwert	Standardabwei-chung	Standardfehler des Mittelwertes
Koeffizient BV geplant / BV maximal	ja	523	,43	,303	,013
	nein	30	,57	,335	,061

Test bei unabhängigen Stichproben

		Levene-Test der Varianz-gleichheit		T-Test für die Mittelwertgleichheit					95% Konfidenzintervall der Differenz	
		F	Signifikanz	T	df	Sig. (2-sei-tig)	Mittlere Dif-ferenz	Standard-fehler der Differenz	Untere	Obere
Koeffizient BV geplant / BV maximal	Varianzen sind gleich	,972	,325	-2,472	551	,014	-,142	,057	-,254	-,029
	Varianzen sind nicht gleich			-2,261	31,785	,031	-,142	,063	-,269	-,014

Gruppenstatistiken

	Praxiseinsatz aktuell	N	Mittelwert	Standardabweichung	Standardfehler des Mittelwertes
Koeffizient BV geplant / BV maximal	ja	269	,46	,306	,019
	nein	284	,42	,306	,018

Test bei unabhängigen Stichproben

		Levene-Test der Varianzgleichheit		T-Test für die Mittelwertgleichheit					95% Konfidenzintervall der Differenz	
		F	Signifikanz	T	df	Sig. (2-seitig)	Mittlere Differenz	Standardfehler der Differenz	Untere	Obere
Koeffizient BV geplant / BV maximal	Varianzen sind gleich	,136	,713	1,575	551	,116	,041	,026	-,010	,092
	Varianzen sind nicht gleich			1,575	549,330	,116	,041	,026	-,010	,092

Gruppenstatistiken

	Studium ja/nein	N	Mittelwert	Standardabweichung	Standardfehler des Mittelwertes
Koeffizient BV geplant / BV maximal	ja	49	,35	,281	,040
	nein	504	,44	,308	,014

Test bei unabhängigen Stichproben

		Levene-Test der Varianzgleichheit		T-Test für die Mittelwertgleichheit					95% Konfidenzintervall der Differenz	
		F	Signifikanz	T	df	Sig. (2-seitig)	Mittlere Differenz	Standardfehler der Differenz	Untere	Obere
Koeffizient BV geplant / BV maximal	Varianzen sind gleich	3,129	,077	-1,976	551	,049	-,090	,046	-,180	-,001
	Varianzen sind nicht gleich			-2,128	59,742	,038	-,090	,042	-,175	-,005

Gruppenstatistiken

	Art der Ausbildung	N	Mittelwert	Standardabweichung	Standardfehler des Mittelwertes
Koeffizient BV geplant / BV maximal	Gesundheits- und Krankenpflegeausbildung	490	,43	,302	,014
	Gesundheits- und Kinderkrankenpflegeausbildung	43	,46	,338	,052

Test bei unabhängigen Stichproben

		Levene-Test der Varianzgleichheit		T-Test für die Mittelwertgleichheit					95% Konfidenzintervall der Differenz	
		F	Signifikanz	T	df	Sig. (2-seitig)	Mittlere Differenz	Standardfehler der Differenz	Untere	Obere
Koeffizient BV geplant / BV maximal	Varianzen sind gleich	2,021	,156	-,588	531	,557	-,029	,049	-,124	,067
	Varianzen sind nicht gleich			-,536	48,093	,595	-,029	,053	-,136	,079

Gruppenstatistiken

	Ziel	N	Mittelwert	Standardabweichung	Standardfehler des Mittelwertes
Koeffizient BV geplant / BV maximal	>= 2	206	,25	,261	,018
	< 2	347	,54	,280	,015

Test bei unabhängigen Stichproben

		Levene-Test der Varianzgleichheit		T-Test für die Mittelwertgleichheit					95% Konfidenzintervall der Differenz	
		F	Signifikanz	T	df	Sig. (2-seitig)	Mittlere Differenz	Standardfehler der Differenz	Untere	Obere
Koeffizient BV geplant / BV maximal	Varianzen sind gleich	7,227	,007	-12,063	551	,000	-,289	,024	-,337	-,242
	Varianzen sind nicht gleich			-12,278	454,626	,000	-,289	,024	-,336	-,243

Ränge

Ausbildungsziel dichotom		N	Mittlerer Rang	Rangsumme
Koeffizient BV geplant / BV maximal	in Pflege arbeiten	347	337,21	117013,50
	anderes Ziel	206	175,57	36167,50
	Gesamt	553		

Statistik für Test[a]

	Koeffizient BV geplant / BV maximal
Mann-Whitney-U	14846,500
Wilcoxon-W	36167,500
Z	-11,504
Asymptotische Signifikanz (2-seitig)	,000

a. Gruppenvariable: Ausbildungsziel dichotom

Statistiken[a]

Koeffizient BV geplant / BV maximal

N	Gültig	347
	Fehlend	20
Mittelwert		,54
Median		,53

a. Ausbildungsziel dichotom = in Pflege arbeiten

Statistiken[a]

Koeffizient BV geplant / BV maximal

N	Gültig	206
	Fehlend	8
Mittelwert		,25
Median		,14

a. Ausbildungsziel dichotom = anderes Ziel

(A20) Zusammenhang Kohärenzgefühl und ausbildungsbezogene Merkmale

Summenscore W-SOC MDT deutsch gesamt Summenscore MD *
Studium ja/nein

Studium ja/nein		Summenscore W-SOC	MDT deutsch gesamt	Summenscore MD
ja	N	52	51	49
	Mittelwert	43,46	5,69	501,55
	Median	45,00	6,00	512,00
nein	N	493	483	475
	Mittelwert	42,50	5,75	480,91
	Median	43,00	5,00	483,00
Insgesamt	N	545	534	524
	Mittelwert	42,59	5,74	482,84
	Median	43,00	5,00	486,50

Summenscore W-SOC MDT deutsch gesamt Summenscore MD *
Praxiseinsatz aktuell

Praxiseinsatz aktuell		Summenscore W-SOC	MDT deutsch gesamt	Summenscore MD
ja	N	266	265	262
	Mittelwert	42,62	5,80	489,63
	Median	43,00	6,00	506,00
nein	N	279	269	262
	Mittelwert	42,56	5,69	476,05
	Median	43,00	5,00	469,00
Insgesamt	N	545	534	524
	Mittelwert	42,59	5,74	482,84
	Median	43,00	5,00	486,50

Summenscore W-SOC MDT deutsch gesamt Summenscore MD *
Art der Ausbildung

Art der Ausbildung		Summenscore W-SOC	MDT deutsch gesamt	Summenscore MD
Gesundheits- und Krankenpfle-	N	475	466	457
	Mittelwert	42,57	5,80	480,08
geausbildung	Median	43,00	6,00	485,00
Gesundheits- und Kinderkran-	N	46	46	45
	Mittelwert	43,43	4,87	456,27
kenpflegeausbildung	Median	44,00	5,00	442,00
Krankenpflegehilfe-ausbildung	N	2	2	2
	Mittelwert	47,00	4,50	452,50
1-jährig	Median	47,00	4,50	452,50
Krankenpflegehilfe-ausbildung	N	10	9	9
	Mittelwert	40,40	6,44	558,78
2-jährig	Median	38,00	7,00	588,00
	N	12	11	11
	Mittelwert	41,00	6,64	649,64

generalistische Pflegeausbildung	Median	41,00	7,00	660,00
Insgesamt	N	545	534	524
	Mittelwert	42,59	5,74	482,84
	Median	43,00	5,00	486,50

Summenscore W-SOC MDT deutsch gesamt Summenscore MD * Ausbildungsbeginn

Ausbildungsbeginn		Summenscore W-SOC	MDT deutsch gesamt	Summenscore MD
Herbst 2015	N	1	1	1
	Mittelwert	43,00	7,00	567,00
	Median	43,00	7,00	567,00
Frühjahr 2016	N	12	12	12
	Mittelwert	44,33	5,75	428,50
	Median	45,50	5,50	456,50
Herbst 2016	N	71	70	68
	Mittelwert	41,66	5,80	480,24
	Median	42,00	5,00	486,50
Frühjahr 2017	N	79	79	75
	Mittelwert	40,99	6,15	515,04
	Median	40,00	6,00	511,00
Herbst 2017	N	143	142	138
	Mittelwert	41,48	5,99	514,41
	Median	43,00	6,00	528,00
Frühjahr 2018	N	83	81	80
	Mittelwert	44,63	5,25	443,65
	Median	45,00	5,00	420,50
Herbst 2018	N	147	140	142
	Mittelwert	43,48	5,60	459,68
	Median	44,00	5,00	464,50
Frühjahr 2019	N	8	8	7
	Mittelwert	47,38	3,75	489,00
	Median	46,50	4,00	522,00
Insgesamt	N	544	533	523
	Mittelwert	42,60	5,74	482,16
	Median	43,00	5,00	485,00

Summenscore W-SOC MDT deutsch gesamt Summenscore MD * Ziel

Ziel		Summenscore W-SOC	MDT deutsch gesamt	Summenscore MD
danach in einem Pflegeberuf arbeiten	N	345	339	331
	Mittelwert	43,37	5,55	472,38
	Median	44,00	5,00	470,00
danach ein Pflegestudium absolvieren	N	48	47	45
	Mittelwert	42,63	5,45	453,02
	Median	42,50	6,00	464,00
Wartezeit auf einen Studienplatz überbrücken	N	53	52	51
	Mittelwert	41,64	6,25	518,92
	Median	42,00	6,00	508,00
ein anderes Ziel	N	99	96	97
	Mittelwert	40,37	6,29	513,39
	Median	40,00	6,50	524,00
Insgesamt	N	545	534	524
	Mittelwert	42,59	5,74	482,84
	Median	43,00	5,00	486,50

Korrelationen

			Ausbildungsbe-ginn	Summenscore W-SOC
Spearman-Rho	Ausbildungsbeginn	Korrelationskoeffizient	1,000	,122**
		Sig. (2-seitig)	.	,004
		N	580	544
	Summenscore W-SOC	Korrelationskoeffizient	,122**	1,000
		Sig. (2-seitig)	,004	.
		N	544	545

**. Die Korrelation ist auf dem 0,01 Niveau signifikant (zweiseitig).

Gruppenstatistiken

	Studium ja/nein	N	Mittelwert	Standardabweichung	Standardfehler des Mittelwertes
Summenscore W-SOC	ja	52	43,46	6,935	,962
	nein	493	42,50	7,624	,343

Test bei unabhängigen Stichproben

		Levene-Test der Varianzgleichheit		T-Test für die Mittelwertgleichheit					95% Konfidenzintervall der Differenz	
		F	Signifikanz	T	df	Sig. (2-seitig)	Mittlere Differenz	Standardfehler der Differenz	Untere	Obere
Summenscore W-SOC	Varianzen sind gleich	1,020	,313	,875	543	,382	,965	1,103	-1,201	3,130
	Varianzen sind nicht gleich			,945	64,721	,348	,965	1,021	-1,075	3,004

Gruppenstatistiken

Summenscore W-SOC	Praxiseinsatz aktuell	N	Mittelwert	Standardabweichung	Standardfehler des Mittelwertes
	ja	266	42,62	7,538	,462
	nein	279	42,56	7,595	,455

Test bei unabhängigen Stichproben

		Levene-Test der Varianzgleichheit		T-Test für die Mittelwertgleichheit					95% Konfidenzintervall der Differenz	
		F	Signifikanz	T	df	Sig. (2-seitig)	Mittlere Differenz	Standardfehler der Differenz	Untere	Obere
Summenscore W-SOC	Varianzen sind gleich	,001	,975	,083	543	,934	,054	,648	-1,220	1,328
	Varianzen sind nicht gleich			,083	542,122	,934	,054	,648	-1,220	1,327

Gruppenstatistiken

	Art der Ausbildung	N	Mittelwert	Standardabweichung	Standardfehler des Mittelwertes
Summenscore W-SOC	Gesundheits- und Krankenpflegeausbildung	475	42,57	7,469	,343
	Gesundheits- und Kinderkrankenpflegeausbildung	46	43,43	7,848	1,157

Test bei unabhängigen Stichproben

		Levene-Test der Varianzgleichheit		T-Test für die Mittelwertgleichheit					95% Konfidenzintervall der Differenz	
		F	Signifikanz	T	df	Sig. (2-seitig)	Mittlere Differenz	Standardfehler der Differenz	Untere	Obere
Summenscore W-SOC	Varianzen sind gleich	,276	,600	-,742	519	,458	-,860	1,159	-3,136	1,416
	Varianzen sind nicht gleich			-,713	53,203	,479	-,860	1,207	-3,280	1,560

Gruppenstatistiken

	Ziel	N	Mittelwert	Standardabwei-chung	Standardfehler des Mittelwertes
Summenscore W-SOC	>= 2	200	41,25	7,741	,547
	< 2	345	43,37	7,354	,396

Test bei unabhängigen Stichproben

		Levene-Test der Varianz-gleichheit		T-Test für die Mittelwertgleichheit					95% Konfidenzintervall der Differenz	
		F	Signifikanz	T	df	Sig. (2-sei-tig)	Mittlere Dif-ferenz	Standardfeh-ler der Diffe-renz	Untere	Obere
Summenscore W-SOC	Varianzen sind gleich	1,128	,289	-3,174	543	,002	-2,115	,666	-3,424	-,806
	Varianzen sind nicht gleich			-3,131	398,604	,002	-2,115	,676	-3,443	-,787

(A21) Zusammenhang Moralischer Disstress und ausbildungsbezogene Merkmale

Hinweis: Mittelwerttabellen in Anhang A20

Korrelationen

			Ausbildungs-beginn	MDT deutsch gesamt	Summen-score MD
Spearman-Rho	Ausbildungsbeginn	Korrelations-koeffizient	1,000	-,113**	-,084
		Sig. (2-seitig)	.	,009	,054
		N	580	533	523
	MDT deutsch gesamt	Korrelations-koeffizient	-,113**	1,000	,480**
		Sig. (2-seitig)	,009	.	,000
		N	533	534	514
	Summenscore MD	Korrelations-koeffizient	-,084	,480**	1,000
		Sig. (2-seitig)	,054	,000	.
		N	523	514	524

**. Die Korrelation ist auf dem 0,01 Niveau signifikant (zweiseitig).

Gruppenstatistiken

	Studium ja/nein	N	Mittelwert	Standardabweichung	Standardfehler des Mittelwertes
MDT deutsch gesamt	ja	51	5,69	2,362	,331
	nein	483	5,75	2,342	,107
Summenscore MD	ja	49	501,55	150,273	21,468
	nein	475	480,91	184,678	8,474

Test bei unabhängigen Stichproben

		Levene-Test der Varianzgleichheit		T-Test für die Mittelwertgleichheit					95% Konfidenzintervall der Differenz	
		F	Signifikanz	T	df	Sig. (2-seitig)	Mittlere Differenz	Standardfehler der Differenz	Untere	Obere
MDT deutsch gesamt	Varianzen sind gleich	,426	,514	-,183	532	,855	-,063	,345	-,741	,615
	Varianzen sind nicht gleich			-,182	60,855	,856	-,063	,348	-,758	,632
Summenscore MD	Varianzen sind gleich	4,089	,044	,757	522	,450	20,642	27,276	-32,943	74,226
	Varianzen sind nicht gleich			,894	63,965	,374	20,642	23,079	-25,465	66,748

Gruppenstatistiken

	Praxiseinsatz aktuell	N	Mittelwert	Standardabweichung	Standardfehler des Mittelwertes
MDT deutsch gesamt	ja	265	5,80	2,380	,146
	nein	269	5,69	2,308	,141
Summenscore MD	ja	262	489,63	178,051	11,000
	nein	262	476,05	185,392	11,454

Test bei unabhängigen Stichproben

		Levene-Test der Varianzgleichheit		T-Test für die Mittelwertgleichheit					95% Konfidenzintervall der Differenz	
		F	Signifikanz	T	df	Sig. (2-seitig)	Mittlere Differenz	Standardfehler der Differenz	Untere	Obere
MDT deutsch gesamt	Varianzen sind gleich	,822	,365	,517	532	,606	,105	,203	-,294	,503
	Varianzen sind nicht gleich			,516	530,894	,606	,105	,203	-,294	,503
Summenscore MD	Varianzen sind gleich	,974	,324	,856	522	,393	13,588	15,880	-17,609	44,785
	Varianzen sind nicht gleich			,856	521,150	,393	13,588	15,880	-17,610	44,785

Gruppenstatistiken

	Art der Ausbildung	N	Mittelwert	Standardabweichung	Standardfehler des Mittelwertes
MDT deutsch gesamt	Gesundheits- und Krankenpflegeausbildung	466	5,80	2,347	,109
	Gesundheits- und Kinderkrankenpflegeausbildung	46	4,87	2,177	,321
Summenscore MD	Gesundheits- und Krankenpflegeausbildung	457	480,08	178,203	8,336
	Gesundheits- und Kinderkrankenpflegeausbildung	45	456,27	206,065	30,718

Test bei unabhängigen Stichproben

		Levene-Test der Varianzgleichheit		T-Test für die Mittelwertgleichheit					95% Konfidenzintervall der Differenz	
		F	Signifikanz	T	df	Sig. (2-seitig)	Mittlere Differenz	Standardfehler der Differenz	Untere	Obere
MDT deutsch gesamt	Varianzen sind gleich	,798	,372	2,583	510	,010	,931	,360	,223	1,639
	Varianzen sind nicht gleich			2,747	55,845	,008	,931	,339	,252	1,610
Summenscore MD	Varianzen sind gleich	1,471	,226	,843	500	,400	23,812	28,252	-31,695	79,320
	Varianzen sind nicht gleich			,748	50,692	,458	23,812	31,829	-40,097	87,722

Gruppenstatistiken

	Ziel	N	Mittelwert	Standardabweichung	Standardfehler des Mittelwertes
MDT deutsch gesamt	>= 2	195	6,08	2,357	,169
	< 2	339	5,55	2,315	,126
Summenscore MD	>= 2	193	500,78	176,730	12,721
	< 2	331	472,38	184,012	10,114

Test bei unabhängigen Stichproben

		Levene-Test der Varianzgleichheit		T-Test für die Mittelwertgleichheit					95% Konfidenzintervall der Differenz	
		F	Signifikanz	T	df	Sig. (2-seitig)	Mittlere Differenz	Standardfehler der Differenz	Untere	Obere
MDT deutsch gesamt	Varianzen sind gleich	,256	,613	2,508	532	,012	,525	,209	,114	,937
	Varianzen sind nicht gleich			2,496	398,619	,013	,525	,210	,111	,939
Summenscore MD	Varianzen sind gleich	,441	,507	1,729	522	,084	28,397	16,426	-3,873	60,666
	Varianzen sind nicht gleich			1,747	414,979	,081	28,397	16,252	-3,550	60,343

Printed in the United States
By Bookmasters